KB124953

약, 먹으면 안 된다

약,
먹으면
안 된다

우리가 몰랐던
약에 관한 진실

후나세 슌스케 지음 | 강봉수 옮김 | 아보 도오루 교수 추천

중앙생활사

약사여래(불교에서 중생의 모든 병을 고쳐주는 부처, 즉 약사 부처를 말함-옮긴이) 신앙을 보듯 일본인은 옛날부터 약을 깊이 신뢰하고 있다. 일본인은 생약을 중심으로 한 일본 한약을 잘 이용해 왔다. 일본인이 약에 갖고 있는 이미지는 상냥함이다. 메이지유신 이후, 근대화의 흐름 속에서 서양의학을 도입하였다. 위생의 개선과 감염증 대책 치료에 공헌하며 서양의학은 부동의 지위를 확립했다. 그러나 최근의 의학과 의료기술은 병을 고치지 못하고 있다.

분석연구에 뛰어난 서양의학은 수많은 수수께끼를 명확히 풀어 왔지만, 분석법에만 생각을 집중하여, 몸 전체의 반응과 자연의 섭리로 사람이 살고 있다는 생각을 잊은 것 같다. 본래 현대의료에서 사용하는 약물은 대사억제제로 짧은 기간에는 검사치를 개선하는 효과가 있으나, 장기간 사용하면 몸에 생각지도 못한 부담을 줘 오히려 병을 악화시키는 경우도 많다.

의사가 부족한 오늘날, 의사들은 바쁘지만 성실하게 진료에 힘쓰고 있다. 그러나 검사데이터에 의존하여 약물로 치료하는 대증요법을 반복하는 의료에 치중하고 있는 것도 사실이다. 병이 낫지 않으니 의사는 이전보다 그다지 존경받지 못하는 것 같다. 앞으로는 새로운 치료법이 필요하다. 병은 대부분 삶의 방식이나 사고방식의 영향으로 발생하기 때문이다. 이런 생각이 없으면 병의 원인을 모른 채 대증요법을 반복하는 의료에서 벗어날 수 없을 것이다.

후나세 씨는 과격한 제목의 저서를 많이 저술하고 있지만, 만나보니 매우 온화한 성격이었다. 세상을 위해 온 힘을 다하고, 도움이 되고 싶다는 열정이 과격한 제목으로 나타난 것이다.

원래 약물은 우리에게 독물이다. 그러나 의학교육에서는 효과만 강조하여, 해로움이나 부작용은 거의 언급하지 않는다. 의사는 많은 것을 모른 채 괜찮겠지 하며 약을 처방하고 있다. 그러나 약의 해로움은 후나세 씨가 말하는 대로 엄청나다. 의료에 종사하는 사람도 일반인도 이 책으로 약의 해로움을 알기 바란다. 인간을 포함한 생명체는 인간의 지혜가 미치지 않을 만큼 복잡하게 이루어져 있다. 병은 몸과 생명체 그 자체의 실책이라기보다 무리한 삶의 방식과 마음의 고민, 냉증 등이 결부하여 발생한다. 쓸모없는 약의 장기 사용은 삼가야 한다.

니가타대학 대학원 의학부 교수 아보 도오루

인류만큼 병을 앓는 동물은 없다

"약을 먹으면 안 된다."

이 한마디에 아마 99퍼센트의 사람은 눈을 크게 뜨며 말문이 막히리라. 기가 막혀 다음엔 "무슨 말을 하는 거야, 당치도 않아!"라며 분노가 치밀어 오를 것이다.

"약을 끊으면 나을 병도 안 나아."

"터무니없는 말 하지 마."

분노에 찬 얼굴이 눈에 선하다. 그러나 의사가 말한 대로 약을 꼬박 챙겨 먹는 당신……. 몸 상태가 괜찮은가? 고민거리인 병은 나았는가? "약을 먹고 있으니까 건강하게 지낼 수 있는 거야!" 혹시, 의사 선생님은 이렇게 말하지 않았는가?

"약을 끊으면 병이 심해져요."

"아마, 평생 먹어야 할 거에요."

이상하다고 생각하지 않는가? 건강이란 '약에 의존하지 않고 쾌적

6

하게 살아가는' 것이 아닌가?

병원 숭배, 의사 숭배, 약 숭배로부터의 해방

이미 귀에 못이 박힐 정도로 들었을 거로 생각하지만, 모든 약은 '독물'이다. 당신의 주치의는 '독'을 죽을 때까지 "계속 복용하시오" 하며 명령하고 있다. 약을 먹어야 건강을 유지할 수 있다고 당신은 진심으로 생각하는가?

W. 오슬러 박사의 말을 상기하길 바란다. 야생동물은 암, 심장병, 당뇨병, 고혈압, 우울증, 노이로제가 없다. 그들은 건강하고 우아하게 살고 있다. 그에 비해 만물의 영장인 인류는 어떠한가? 이제는 입에 올리는 것도 한심스럽다.

아무튼, 지구에서 인류만큼 병을 앓는 동물은 없다. 야생동물은 아프지 않다. 왜냐하면 병원에 가지 않고 약을 먹지 않기 때문이다.

이 책에 깜짝 놀랄만한 건강하고 쾌적하게 장수를 즐길 수 있는 비결을 적었다.

첫걸음은 당신의 병원 숭배, 의사 숭배, 약 숭배로부터 자신을 해방시키는 것이다.

현대의학의 90퍼센트는 살인 의료

"현대 의학교의 신의 정체, 그것은 사신(死神)이다."

충격적인 말의 주인공은 R. 멘델존 의학박사다. 그는 미국에서 '민중을 위한 의사'로 불리며 존경받던 소아청소년과 의사다. 저서《나는 현대의학을 믿지 않는다(Confession of a Medical Heretic)》에서 통렬하게 현대의학을 비판했다. 그가 세상을 떠난 후, 이 책은 30만 부를 넘는 베스트셀러가 되어 미국 의학계를 두려움에 떨게 했다. 많은 환자와 의사를 각성시키고 의료개혁에 큰 초석이 되었다. 그의 고발은 가슴을 울린다.

"의사, 병원, 약, 의료기기라는 현대의학을 구성하는 것의 90퍼센트가 세상에서 사라지면, 현대인의 몸 상태는 당장 좋아질 것이다. 나는 그것을 확신한다."

미국을 대표하는 양심적인 멘델존 의사는 현대의학의 90퍼센트는 백해무익하다고 단언한다. 당신은 어안이 벙벙할 것이다.

병원 파업으로 사망률이 반으로 줄었다!

전 세계의 병원에서는 오늘도 '약물 장기투여 의식'을 숙연히 진행하고 있다. 그 의식의 산 제물은 환자다. 약 때문에 죽어도 "의사는 부작용에 따른 죽음이 아니라, 병으로 말미암은 죽음으로 처리한다." "나에게 이들의 의료행위는 나치를 연상케 하는 무시무시한 것뿐이다." "의사가 일을 그만두면 세상이 평화로워진다." "이스라엘 전 지역에서 병원 파업을 결행했을 때, 국내 사망률이 반으로 줄었다!" "의사가 의료행위의 90퍼센트를 그만두고 구급 의료에만 힘쓰면, 사람들의 건강상태는 틀림없이 개선되리라"고 멘델존 박사는 주장했다.

여기까지 읽은 것만으로도 당신은 곤봉으로 머리를 얻어맞은 충격을 받았을 것이다. 설마……. 말문이 막혀 말도 안 나올 것이다. 그러나 멘델존 박사의 고발은 계속 이어진다.

"신약의 2/3는 사기 임상실험으로 날조된 사기 약이다."

약은 모두 독물이다. 부작용이 틀림없이 당신을 덮친다.

"말기 환자는 약물 장기투여로 '폐용증후군'에 걸려 체념한 채 이제 여생이 얼마 남지 않았다고 각오한다. 그리고 의사는 이 실패를 관속에 매장한다."

의료 대량학살이 이루어지고 있다!

이처럼 용기 내어 의료 고발을 하는 의사가 잇따르고 있다.

"의사들이 대량학살을 하고 있다!" 미국의 쿠엔틴 영 박사는 이런 말로 경종을 울렸다. 그는 "의사가 조직적으로 대량으로 인간을 파괴하고 있다"고 증언한다.

예를 들면 일본에서는 매년 약 34만 명이 암으로 죽고 있다. (일본 후생노동성 발표) 하지만 이것은 새빨간 거짓말이다. 사실은 34만 명의 약 80퍼센트인 27만 명은 맹독 항암제, 유해 방사선 등의 암 치료 때문에 살해당하고 있다. 믿기 어렵겠지만 의료과실로 사망하고 있다.

하지만 의사도 항암제 제약회사도 전혀 비난받지 않는다. 모든 국민이 완벽하게 속고 있기 때문이다.

이처럼 약은 병을 고치지 못한다. 설령 한때 병이 나은 것처럼 보여도 실상은 병을 만성화, 악화시켜 결국에는 엄청난 수의 환자를 살해한다. 환자에게 나타난 병의 증상은 실제로는 병이 호전되려는 치유반응이다. 치유반응을 방해하는 독물인 약을 사용해서 병이 나을 리 없다.

인류를 구하는 신의학으로의 첫걸음

이제는 약물에만 의존한 현대의료는 완전히 파탄을 맞이하고 있다. 무참한 참상을 용기 있는 양심적인 의사들이 잇달아 비판하며 개혁의 소리를 내고 있다.

이 책은 독자의 각성과 건강회복만을 바라고 쓴 것이 아니다. 내가 진심으로 바라는 것은 전 세계적인 규모의 제약회사에 영혼을 팔아넘긴 현대의학의 진정한 각성이다. 이 책은 비록 작지만, 구원의 길을 제시하려 한다. 그것은 인류를 진정으로 구원할 '신의학'으로의 여정이다. 우선은 책장을 넘겨 첫걸음을 내디뎌 주길 바란다.

1장

약으로
병을 고칠 수 없다

모든 약은 독이다. 중독이란 독에 빠지는 것이다.

모든 약은 사용하면 정도의 차이는 있지만 중독 증상을 일으킨다.

이것이 약물 의존의 철칙이다.

약을 손에서 놓지 못하는 증상을 약물중독이라 부른다.

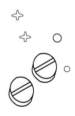

의성 히포크라테스
사람은 몸속에 100명의 명의를 지니고 있다

의성 히포크라테스의 원점으로 돌아가라

"약을 먹으면 안 된다."

이런 말을 들으면 사람들의 99퍼센트는 귀를 의심하고 반발을 느낄 것이다. "무슨 소리야, 바보같이!" "약이 병을 치료하는데 먹지 말라고 하다니 나 참 기가 막혀서." 대부분의 반응은 이럴 것이다. 그러나 '약을 먹으면 안 된다'고 말하는 것은 나뿐만이 아니다.

'인간은 태어날 때부터 몸속에 100명의 명의를 지니고 있다.' 이말은 고대 그리스의 의성 히포크라테스가 남긴 말이다. '100명의 명의'란 다름 아닌 자연치유력이다.

'의사인 우리가 해야 하는 일은 이들 명의를 돕는 일이다.' 즉, 그는 의사가 해야 할 임무란 인체가 원래 가진 자연치유력이 최대한 작용하도록 돕는 일이라고 하였다. 환자의 주치의는 자연치유력이다. 의사는 조수에 불과하다. 이것은 영원불변한 의학의 진리이자 왕도다.

현재까지 약 70권으로 된 《히포크라테스 전집》이 전승되어 오고, 그 안의 《금언집》은 19세기까지 의사의 윤리를 설명하는 교과서로 사용되었다.

히포크라테스 선서에 대한 반역
—

앞서 말한 전집 중 《히포크라테스 선서》에 다음 이야기가 실려 있다. "환자에게 이로운 요법을 선택하고, 해로운 치료를 절대 선택하지 않는다. 의뢰받아도 사람을 죽이는 약을 주지 않는다. 평생을 순수함과 신성함을 지키며 의술을 행한다."

또한, 선서의 끝맺음은 이렇다.

"선서를 계속 지키는 한 나는 인생과 의술을 누리고 모든 사람으로부터 존경받으리라. 그러나 만약 맹세를 어길 시 나는 반대의 운명에 처하리라."

현대 의사 중에서 이 선서에 떳떳할 수 있는 사람이 과연 얼마나 있을까? 대부분의 의사는 환자에게 도움이 안 되는 유독한 의약품으로 환자를 약물 장기투여 지옥으로 몰아넣고 있다. 또한, 약물 때문에 속출하는 부작용으로 새로운 병을 재생산한다. 그들은 약으로 병을 만들고 있다. 게다가 자신에게는 절대로 행하지 않을 해로운 치료법을 환자에게 사용하고 있다. 그야말로 '히포크라테스 선서'에 대한 반역 행위다.

매년 27만 명의 암 환자를 학살!

현대 의사들은 환자가 부탁하지 않아도 환자를 죽이는 약을 대량 투여하고 있다. 대표적인 예가 맹독항암제를 사용한 암 치료다. 항암제의 강한 독작용으로 독살된 희생자는 매년 암 사망자 34만 명의 약 80퍼센트인 27만 명으로 추정된다. 매년 이처럼 엄청난 수의 환자가 의사의 손에 학살당하고 있다. 의사가 저지른 업무상과실치사 및 살인행위의 중범죄인데도, 단 한 명의 의사도 구속되지 않는다. 이런 거대범죄가 일본 내에서 약 15조 엔이나 되는 암 이권을 지배하는 암 마피아에 의해 좌지우지되고 있기 때문이다. 중추사령부는 바로 일본 국가다.

나는 지금 지평선 끝까지 펼쳐진 의료라는 이름의 지옥의 황야 가운데 서 있다. 그러나 전율과 절망에 무릎을 꿇을 수 없다. 분노의 눈물을 떨치고 현대의료라는 이름의 살육을 멈춰야 한다. 병원이라는 이름의 도살장 앞에 순종하는 양처럼 지평선 끝까지 긴 행렬을 만들고 있는 무지한 환자들에게 진실을 알려야만 한다.

이 책을 집필한 동기는 우선 첫 번째는 많은 사람의 소중한 생명을 구하는 것이다. 두 번째는 거대한 의료이권 다툼 아래서 백의의 노예로 일하는 의사와 간호사를 살육의 현장에서 구하는 것이다.

첫걸음은 히포크라테스의 가르침에서 훨씬 벗어난 현대의학의 현상 직시부터 시작한다.

자연치유력

가르치면 의사도 약국도 밥줄이 끊긴다

자연치유력을 배우지 않는 의학부

당신은 믿을 수 있는가? 대학 의학부에서는 자연치유력을 배우지 않는다. 자연치유력에 관한 강좌는 전혀 존재하지 않는다. 나는 놀라 "왜 대학 의학부에서 자연치유력을 가르치지 않는 거죠?"라고 고명한 의학박사인 모리시타 게이치 씨에게 직접 물었다. 자연의학의 권위자인 박사는 박장대소하며 이렇게 대답했다. "그거야 당연하죠. 환자를 그냥 내버려둬도 자연히 낫는다고 가르쳐 보세요. 의사도 약국도 밥줄 끊겨요."

너무나 시원스런 답변이라 맥이 빠지고 말았다. 박사는 지금 현대

의학과 결별하고 자연의학의 왕도를 유연히 걷고 있다. 의학부에서 자연치유력을 가르치지 않을 뿐만 아니라, 의학사전에도 '자연치유력'은 실려 있지 않다. 나는 시험 삼아 바로 옆에 있는《의학대사전》에서 자연치유력을 찾으려다 깜짝 놀랐다. 아예 항목이 없다! 이 일본 굴지의 의학사전에는 놀랍게도 '치유'라는 항목조차 없다. 현대의학에서는 치유의 개념을 아는 것조차 허락하지 않는다는 사실에 나는 암담했다.

의학부에서는 치료법도 가르치지 않는다
—

어떤 자리에서 아보 도오루 선생에게 질문했다. "대학 의학부에서 치료법은 어떻게 가르치고 있나요?"

온화한 선생은 담담히 "치료법 같은 건 거의 대학에서는 가르치지 않아요"라고 대답했다. 의학부에서 치료법을 가르치지 않다니 금시초문이었다.

"왜죠?"

"병의 증상이라든가 병명 등 외울 것이 엄청나게 많으니까요."

"그럼, 치료법은 어디에서 배우나요?"

"병원에 근무하면서 선배 의사의 처방을 오로지 흉내만 내죠. 최근에는 가이드라인이 있어요."

"그건 도대체 뭐죠?"

"제약회사로부터 두터운 신임을 받는 교수가 만든 건데, 가이드라인대로 치료하면 혹시라도 의료사고가 발생해도 고소를 당하지 않아요."

즉, 의학부에서 치료법을 배우지 못한 의사들은 가이드라인을 의지하여 평소에 진찰과 치료를 하고 있다는 이야기다.

가이드라인

조사해보니 2000년 이후에만 무려 600항목이 넘는 가이드라인이 작성되었다. 한 의사의 증언이다. "매년 후생노동성(일본의 행정기관으로 사회복지, 사회보장, 공중위생의 향상과 증진 그리고 노동 조건과 환경의 정비 및 일자리의 확충 등을 관장한다.-옮긴이)에서 가이드라인이 나온다. 현장의 의사는 책상 위에 그것을 놓고 참조하여 환자를 진찰하고 투약과 치료를 하고 있다."

일본의 현대의료를 지배하는 정체는 가이드라인이다. 의사는 무턱대고 가이드라인을 따른다. 실제로 이 책이 없으면 단 한 명의 환자조차 진료하고 치료하지 못한다. 가이드라인은 전국 모든 의사의 스승이다. 일본 국내의 병원에서 치료받거나 입원하는 많은 환자의 운명은 오로지 이 한 권의 가이드라인에 달려있다.

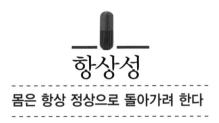

항상성

몸은 항상 정상으로 돌아가려 한다

몸은 스스로 치유한다

———

히포크라테스가 말하는 '100명의 명의'란 무엇일까? 그것은 글자 그대로 생체가 스스로 자연스럽게 치유되는 힘이다. 자연치유란 생체가 혼자서 정상상태로 돌아간다는 것을 의미한다. 그 구조를 항상성(자신의 최적화 상태를 지속해서 유지하려는 특성-옮긴이)이라고 부른다.

간단히 말하면 생명은 항상 정상으로 돌아가려고 한다. 이것은 대단한 일이다. 누가 정상으로 되돌려 주는 걸까? 당신도 나도 아니다. 그것은 바로 대자연이 이룩해 낸 결과다. 이런 기적의 힘을 고대인부터 현대인까지 모두 신이라고 부른다.

기적의 메커니즘도 아주 조금씩 밝혀졌다. 포유류에서 항상성은 자율신경과 내분비선이 주체가 되어 이루어지고, 후에 정신 내부의 균형에도 똑같이 작용한다. 우리의 몸은 내버려둬도 정상으로 되돌아간다. 이것은 우주의 진리다. 아플 때 작용하는 항상성이 바로 자연치유력이다. 병은 내버려둬도 낫는다. 몸은 그렇게 만들어져 있다. 몸은 스스로 낫고 싶어 한다.

자연치유력은 진자를 되돌리는 인력
———

자연치유력은 진자에 비유하면 알기 쉽다. (그림1)

그림1은 생명의 진자를 그림으로 나타냈다. 몸의 정상적인 상태란 진자가 수직인 상태다. (그림1 A) 한편, 무언가의 영향으로 진자가 정상적인 위치에서 벗어날 때가 있다. (그림1 B) 그러면 진자에 인력이 작용하여 원래 위치로 되돌아가려 한다. 이것이 항상성 원리이며, 인력이 자연치유력에 해당한다.

내가 20대 중반에 스승으로 모시고 가르침을 받은 요가 전문가 오키 마사히로 씨는 "병이란 몸이 정상으로 돌아가려는 현상이다"라고 말했다. 감기를 예로 들면 열이 나는 것은 체온을 높여 바이러스나 세균을 죽이기 위해서다. 또한, 체온이 오르는 만큼 면역세포는 활성화되고 면역력도 강해진다. 기침, 콧물, 재채기, 설사 등은 병원균을 체외로 배출한다. 염증의 통증은 백혈구의 일종인 과립구가 활성산소를 방출하여 바이러스 등 병원체를 죽일 때 발생한다.

활성산소라는 이름의 '화염방사기'가 외부에서 침입한 적을 태워 죽이고 있다. 그때 자신의 조직도 일부 불탄다. 그래서 환부는 통증과 발열을 수반한다. 염증의 통증이나 부기는 면역세포가 활약하고 있다는 증거이므로 감사해야 한다. 두통과 근육통도 '움직이지 마', '쉬어' 등의 사인을 받고 휴식을 취하면 반드시 사라진다. 모두 몸이 낫고 있다는 증거다.

그림1 ▪ 약물요법의 함정 – 자연치유력을 무시하고 병을 만성화시켜 약물중독에 빠지게 한다

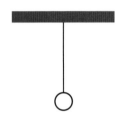 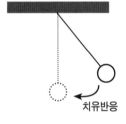 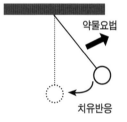

A : 생체가 진자처럼 항상성을 유지하려고 한다. (항상성 유지)

B : 병은 한 쪽으로 치우친 생체가 정상적으로 돌아가려고 하는 현상으로 치유반응이다. (정상으로 되돌리는 힘이 자연치유력)

C : 약물요법은 자연치유력에 역행한다. (역증요법으로 병을 고정하여 만성화시킨다)

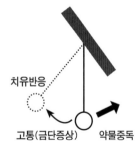

D : 약물의존과 금단증상
약물을 일상적으로 사용하면 신체는 약물 때문에 고정상태(중앙)를 항상성(생리균형)으로 착각한다. 한편, 원래의 생리현상은 약이 끊기면 정상위치(왼쪽 위)로 진자를 되돌리려 한다. 그러나 착각한 신체는 그것을 '이상'이라고 생각하고 여러 가지 고통(금단증상)이 덮친다. 따라서 환자는 약물중독에서 '정상'(중앙)으로 돌아가려는 것이다.

다양한 증상은 진자가 이상한 위치에서 정상으로 돌아가고 있다는 증거다. 그러므로 이들 증상은 병의 치유반응이다. "치유반응을 약으로 중지하면 안 된다"고 아보 교수는 단언한다.

약의 역증요법은 병을 만성화시킨다

—

원래 치료란 히포크라테스가 말한 것처럼 자연치유력을 강화시켜주는 방향으로 작용해야 한다. 하지만 약물요법은 진자를 인력의 반대방향으로 되돌리려 한다. 왜일까? 약물요법은 증상만 보기 때문이다. 이것은 약물요법의 치명적인 결함이고 현대의학의 근본적인 문제이기도 하다.

예를 들면 감기 환자가 열이 나면 약을 투여하여 열이라는 증상을 없애려고 한다. 기침이 나면 기침을 멈추게 한다. 콧물이 나면 콧물을 멈추게 한다. 마치 두더지 잡기처럼 하나하나 약을 투여하여 잡아간다.

약물요법은 증상에만 대응한다. 그래서 대증요법이라고 부른다. 본래 증상이란 몸이 회복하고 있다는 증거다. 그것을 반대로 밀어내서 역증요법이라고도 한다. 원래 상태로 되돌리려 하는 진자에 제동이 걸려 진자는 기운 채로 고정된다. 생체에 갖춰진 '항상성 유지기능'이 억제된 것이다. 인력이 투약이라는 브레이크로 멈췄다. 증상은 사라진 것처럼 보이지만 병은 낫지 않고 자연치유력이 사라져 병을 고치지 못한 채 시간만 보낸다. 결국, 원래라면 바로 나았을 급성병이 만성병으로 변한다.

약의 공포는 이것만이 아니다. 다양한 부작용이 환자를 덮친다. 약의 진짜 공포는 부작용이라고 할 수 있다.

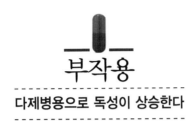

부작용

- -
다제병용으로 독성이 상승한다
- -

독에 대한 생리반응을 약이 잘 듣는다며 기뻐한다

신야 히로미는 그의 저서 《병 안 걸리고 사는 법(病気にならない生き方)》에서 "약은 모두 기본적으로 독이다"라고 하였다. 그렇다면 약물요법에서는 왜 환자에게 독을 투여하는 것일까? 생체는 몸 안에 독이 들어가면 다양한 반응을 보인다. 독성에 저항하는 생리적 조건반사다. 예를 들면 열이 나는 환자에게 독을 마시게 하면, 독 때문에 뇌의 발열 중추가 마비되어 열이 내려간다. 제약회사는 '약이 잘 듣는다!'고 기뻐한다. 이것을 주작용이라고 부른다. 제약회사는 이 독물을 '해열제'라며 대대적으로 판다. 그러나 독에 반응하는 것은 뇌만

이 아니다. 위 점막은 구토, 장은 설사, 이런 식으로 전신의 장기가 똑같이 독의 자극에 반응하여 다양한 증상을 보인다. 이것이 부작용군이다. 그러나 제약회사는 유리한 주작용만 선전하고 부작용은 가능한 한 은폐하려고 한다.

약의 모든 부작용을 알면 먹을 수 없다
—

약을 제조, 판매하는 제약회사는 부작용을 방지하기 위해 의사와 약사를 위한 의약품 첨부문서를 첨부하는 것이 법으로 정해져 있다. 시판약은 소비자용에 첨부문서를 포함해야 한다. 이런 문서는 인터넷에서도 쉽게 검색할 수 있다. 입수하여 구멍이 날 정도로 보길 바란다. 수십에서 수백 가지나 되는 부작용군에 현기증이 날 것이다. 의사의 본심은 다음과 같다.

"환자가 부작용을 모두 알아 버리면 앞으로 절대 약을 먹지 않을 것이다." 말 그대로다. 첨부문서를 한 번 읽은 환자는 부들부들 떨며 약을 쓰레기통에 던져버릴 것이다. 더욱 두려운 것은 다제투여에 의한 부작용 독성의 상승이다.

현대의학에서는 한 번에 여러 가지 약을 먹는 '다제병용 요법'을 당연시하고 있다. 주변의 감기약 상자를 주의 깊게 보길 바란다. 10가지가 넘는 약 이름이 나열된 것에 놀랄 것이다. 한 종류의 약으로는 부작용을 일으키는 확률이 낮아도 다제병용하면 부작용 위험은 커진다.

"더욱 위험한 것은 약의 부작용 상승효과다. 약 하나의 부작용은

5퍼센트의 위험성에 불과하지만, 같이 복용하면 그것이 2배, 3배, 4배, 5배로 늘어난다."(멘델존 박사)

장대한 코미디 항불안제 다이아제팜

멘델존 박사는 적응증과 부작용이 같은 기묘한 약의 한 예를 든다. "이런 종류의 약은 흔하다. 그 중 하나가 미국에서 기록적인 매상을 올리고 있는 다이아제팜이라는 정신안정제다. 이 약의 의사용 첨부문서를 보면 작용과 부작용이 거의 같다는 사실을 알 수 있다."

- 작용 : 불안, 피로, 우울증, 심한 감정의 동요, 떨림, 환각, 골격근의 경련
- 부작용 : 불안, 피로, 우울증, 심한 흥분상태, 떨림, 환각, 근육의 경련

"이런 약을 어떤 기준으로 처방하면 좋을까? 이 약을 투여하고 증상이 계속될 경우, 도대체 어떻게 하면 좋을까? 부작용을 고려하여 투약을 중지해야 하는지, 효능을 기대하고 용량을 배로 늘려야 하나? 이 약을 환자에게 먹이는 의사는 무엇을 바라고 있는 걸까? 이해하기 어렵다"고 멘델존 박사는 말한다. 이 항불안제는 연간 약 6,000만 번이나 처방되어 역사상 가장 잘 팔리는 약이 되었다. 이것은 이미 코미디다. 매상이 늘어날 만하다. 부작용이 늘어나는 만큼 판매가 늘어나니까!

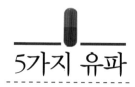

5가지 유파

약물요법만이 살아남았다

19세기 초까지 유럽에는 5가지 의학 유파가 공존했었다.

① 자연요법(Naturopathy), ② 정체요법(Osteopathy), ③ 심리요법(Psycho-pathy), ④ 동종요법(Homeopathy), ⑤ 약물요법(Allopathy)의 5가지다.

①은 식사요법을 기본으로 하는 자연요법이다. ②는 몸의 뒤틀림을 바로 잡는다. ③은 마음의 고뇌와 불안 등을 치료한다. ④는 한방처럼 자연치유력을 높이는 요법이다. ⑤는 설명한 대로 대중요법이다. ①, ②, ③, ④는 모두 자연치유력을 돕는 요법이다. 즉, 진자를 빨

리 정상적인 위치로 되돌린다. ⑤만 다르다. 자연치유력에 역행하는 요법이기 때문에 증상은 사라져도 병은 낫지 않는다. 5가지 유파 중에서는 가장 비과학적이며 비의학적이다. 하지만 불가사의하게도 현대의학에서는 ①, ②, ③, ④는 추방되고, ⑤만이 주류가 되었다. 참으로 이상하다. 왜 약물요법만 살아남은 걸까?

19세기 중엽, 산업혁명의 진전과 함께 석유화학공업이 발달했다. 소위 메이저 석유회사가 대두하며 프로이센의 철혈 재상 비스마르크가 독일제국을 통일하여 국가권력과 석유권력, 그리고 의료권력이 삼위일체가 되어 약물요법을 추진했다. 약물요법에 따라 국가를 초월한 세계 의료이권의 독점을 꾀했다. '그들'에게 있어 ①~④의 요법은 방해자이므로 미신, 비과학, 위법이라는 딱지를 붙여 철저하게 탄압, 배척, 추방했다. 이렇게 독일 근대의학은 확립되었다. 이 현상은 서양열강의 제국주의와 함께 다른 국가에서도 시작되었다. 대외침략의 기세와 함께 근대의학(약물요법)은 전 세계에 진출하여 의학시장을 제패해 갔다.

야전병원에서 발달한 근대의학

"근대의학은 야전병원의 의학입니다." 모리시타 게이치 박사로부터 귀중한 힌트를 얻었다. 19세기 근대의학의 형성기에는 유럽 일대는 그야말로 전쟁터였다. 예를 들면 크림전쟁, 보불전쟁 등이 있다. "야전병원에는 총알에 맞아 손과 다리를 다친 병사가 실려 온다. 총

알을 꺼내고 상처를 꿰매면 젊은 병사는 회복되고, 또다시 전쟁터에 내보낸다. 그러므로 근대의학의 뿌리는 전장 의학이다. 야전병원에는 당뇨병 환자도 심장병 환자도 없다. 총알이 난무하는 가운데 그런 치료를 하고 있을 겨를이 없다. 우리는 나이팅게일에게 속고 말았다."

나이팅게일이 1854년 크림전쟁의 비참함에 가슴 아파하며, 38명의 간호사를 데리고 몸을 던진 곳은 전쟁의료였다. 근대의학은 구명의료가 발달했다. 소독, 마취, 외과수술, 의족, 의수 등, 이것은 얄궂게도 초연 냄새가 자욱한 전장의학에서 발달한 것이다.

90퍼센트의 만성병은 낫지 않는다

———

대체의료의 실천으로 유명한 쓰루미 다카후미 의사는 "현대의학에서 치료할 수 있는 환자는 전체의 10퍼센트인 구급환자 뿐입니다. 90퍼센트의 만성 환자는 고칠 수 없습니다"고 단언한다. 게다가 아보 도오루 교수, 멘델존 박사 등 양심적인 의사들은 현대의학의 '90퍼센트 무효론'을 인정하고 있다.

약물요법은 구급의료 분야에서는 위력을 발휘한다. 우선 마약 치료 때문에 외과수술은 현격한 진보를 이루었다. 또 항생물질을 사용한 감염증의 방지, 박멸 등도 약물요법의 성과라고 평가해도 좋다. 유아사망률을 격감시키는 데도 성공했다. 실로 구급의료의 승리이다.

하지만 약은 조절 여하, 사람 여하, 시간 여하라고 한다. 절묘한 타이밍으로 투여해야만 효능을 발휘한다. 환자에게 약물을 장기투여할수록 돈을 버는 성과급제 아래에서는 수익을 올리기 위한 약물 장기투여 치료는 약물요법의 이점을 살릴 수 없다.

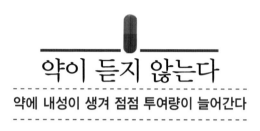

약이 듣지 않는다

약에 내성이 생겨 점점 투여량이 늘어간다

곤충이 농약에 대한 내성을 획득하는 것과 같다

약물요법에는 부작용 외에도 치명적인 결함이 두 가지 있다. 하나는 약물내성이고, 다른 하나는 약물중독이다. 생체는 어떠한 환경에 놓여도 살아남으려고 한다. SF영화 '쥐라기 공원'에서 "생명은 항상 살아남으려고 한다"는 유명한 대사가 나온다. 이것은 단세포 생물에서 포유류 인간까지 똑같다.

약물요법이란 인체에 독인 약물을 투여하여, 독에 대한 생체반응 중 목표로 하는 반응(주작용)을 얻으려 하는 것이다. 생체는 처음 독을 접하면 격렬하게 반응한다. 그러나 투여를 반복하는 동안 생체는 독을 학습한다. 쉽게 말하면 유전자를 변화시켜 독에 대한 저항력을 몸에 익힌다. 이것은 농약분야에서는 잘 알려진 현상이다. 해충에 살충제를 뿌리면 대부분 전멸한다. 그와중에 가까스로 살아남은 해충은 자신의 DNA를 변화시켜 금세 농약의 독에 대한 내성을 획득한다.

악순환의 '농약 딜레마'

이듬해 같은 농약을 뿌려도 해충이 전혀 죽지 않는 사실에 농민은 소스라치게 놀란다. 이것은 바로 내성 곤충의 출현이다. 영어로 슈퍼인섹트(Super Insect)라고 부른다. 잡초에서도 같은 현상이 농가를 괴롭히고 있다. 제초제가 전혀 듣지 않는 잡초가 무성해지기 시작했다. 슈퍼 잡초다. 농가는 더욱 강력한 살충제와 제초제를 뿌린다. 그러면 또 내성을 획득한 곤충과 잡초가 출현하여 끝없는 악순환이 되풀이된다. 이것이 농약 딜레마라고 부르는 현상이다. 유명한 《침묵의 봄(Silent Spring)》의 저자 레이첼 카슨 여사는 "인류는 끝이 없는 에스컬레이터를 타고 말았다!"고 한탄했다.

약기운이 떨어져 양이 늘어간다

약물요법의 현장에서는 약물 딜레마가 발생하고 있다. 서서히 약

기운이 떨어져 투여량이 늘어난다. 환자에게 약물을 투여하면 처음에는 극적으로 잘 듣는다. 기적의 약이라고 부르던 항생물질과 스테로이드제 등이 그 예다. 의사들은 약의 엄청난 효능에 미칠 듯이 기뻐 날뛰었다. 그것은 DDT 등의 살충제를 손에 넣었던 당시의 농민과 비슷하다. 첫 농약의 효능은 극적이었다. 고민거리인 해충이 홀연히 사라지고 수확은 두 배 가까이 뛰어올랐다. 그러나 기쁨도 잠시였다.

어떤 약을 연속적으로 투여하는 사이에 환자의 몸은 유전자를 바꿔 약의 독에 대한 내성을 획득한다. 그러면 독에 대한 반응이 일어나기 어렵다. 주작용이 약해지고, 투여량을 늘린다. 다시 내성은 강해진다. 때로는 다른 강력한 약으로 바꾼다. 하지만 곧 약에 대한 내성을 획득하여 듣지 않는다. 그렇다면 더욱 강한 약으로……. 결국 환자는 약물 딜레마의 끝없는 지옥으로 내몰린다. 게다가 주작용의 몇 십 배나 되는 부작용 위험이 덤으로 따라온다. 이 같은 현상은 담배나 술에서도 볼 수 있다. 젊은 시절 담배를 처음 핀 나의 형은 "천장이 빙빙 돌기 시작했다"고 한다. 니코틴에 대한 내성이 생기고, 후에는 중독성이 생긴다.

병원균도 체인지! 다제내성균으로

약물요법의 의료현장은 농업보다 이중으로 성가시다. 환자 스스로 약물에 대한 내성을 획득하기 때문이다. 다른 한편으로는 병원균도 내성을 획득한다. 최근 결핵이 다시 맹위를 떨치기 시작했다. 페니실린을 시작으로 하는 '기적의 약'인 항생물질로 박멸했을 터인데, 왜일까?

항생물질에 내성을 획득한 병원균이 연속적으로 나타났기 때문이다. 소위 약물 내성균이다. 어떤 약물에도 저항력을 획득한 다제내성균이 이제는 함부로 날뛰고 있다. '그들'은 더욱 강해져 인류를 역습한다. 항생물질을 황금 알을 낳는 집오리처럼 지나치게 남용한 결과다. 의료 관계자의 강한 욕심이 뿌린 씨로 자업자득이다. 그러나 강력한 내성균의 위협에 노출되는 것은 아무 죄도 없는 영유아, 환자, 노인 등의 약자다.

항암제를 무력화 시키는 반 항암제 유전자

약물 내성의 가장 큰 비극은 항암제 치료다. 암세포도 약에 대한 내성을 획득한다. 맹독 항암제를 투여하면, 독성 때문에 10명 중 한 명 정도는 암 종양이 축소된다. 제약회사는 이것을 '잘 듣는다!'고 주장하여 의약품 인가를 억지로 따낸다. 그러나 암세포는 자신의 반 항암제 유전자(ADG)를 금세 변화시켜 항암제의 독성을 무력화시킨다. 그뿐만 아니라, 암세포 자체가 난폭해져 맹렬하게 번식한다. 또한, 일단 축소된 암 종양도 5~8개월 사이에 원래 크기로 되돌아가고 만다. 더욱 맹렬하게 증식하여 환자를 죽음에 이르게 하는 과정은 이미 알고 있는 대로다.

항암제 투여가 오히려 암을 악화시켜 환자의 목숨을 빼앗는다. 이처럼 약물 내성이라는 현상은 환자를 약물 장기투여 지옥으로 끌어들인다. 환자, 병원균, 암세포 등의 약에 대한 내성으로 약의 투여량이 늘어나고 투약 종류가 확대되는 것이 불가피하다. 덧붙여 부작용 발생도 기하급수적이다. 즉, 환자에게 투입하는 약의 양과 종류가 모두 폭발적으로 증가한다. 실로 환자는 지옥이라면 기업은 극락이다.

약물중독이 멈추지 않는다

가정에 숨은 중독자가 많다

한편에선 주의시키고 다른 한편에선 판매하는 불가사의

"약에 한 번이라도 손을 대면 끊지 못합니다."

이전에 약물중독자였던 한 청년이 중얼거렸다.

"각성제는 나라를 망칠 악마입니다!"

일찍이 일본정부도 약물중독에 경종을 울리고 있었다. 그러나 참으로 이상하다. 각성제는 좁은 의미의 법률용어와 넓은 의미의 의학용어 두 가지가 있다. 전자는 각성 아민이고, 후자는 중추신경 흥분제다. 두 가지는 모두 '대뇌의 흥분을 일으켜 정신적 기능을 항진하고, 졸음을 제거하고, 교감신경의 흥분작용을 불러일으킨다. 남용하면 분열증상, 피해망상, 환각 등의 중독 증상을 일으킨다'고 한다.
《백과사전 마이페디아》

의사가 처방하는 항정신약에도 같은 작용이 있다. 시판용 정신안
정제, 수면약, 감기약 등도 정도의 차이는 있으나 비슷한 작용을 한
다. 즉, 각성제를 당당히 약국에서 판매하고 있다. 한편에선 약물남
용에 관해서 경고를 하고 다른 한편에선 TV 광고를 통해 많은 약을
팔고 있다. 불을 끄는데 물과 휘발유를 번갈아 붓고 있다. 정말 의심
스러운 상황이다.

약으로 지탱한 생활

약물중독 또한 약이 안고 있는 무서운 암흑의 함정이다. 앞서 설
명했듯이 약물요법은 역증요법이다. 생명의 진자가 처음으로 돌아
가려는 것을 버팀목으로 방해한다. (28p. 그림1 참조)

진자는 경사진 부자연스러운 위치에서 고정된 채 멈춘다. 그러나
생명활동은 쉴 수 없다. 진자가 비스듬하게 경사진 상태를 우선 정
상으로 여기고 생명활동을 영위한다. 버팀목으로 지탱한 생리상태
가 일상이 된다. 그러나 약물도 체내에서 해독되고 대사되어 배설된
다. 그러면 버팀목이 사라지고 진자는 본래의 수직 위치로 돌아가기
시작한다. 이때 엄청난 고통이 덮친다. 바로 금단증상이다. 진자가
비스듬하게 경사진 상태를 신체는 '진짜 정상'이라고 오인한 것이다.
그래서 '거짓의 항상성'이 무너지면 신체는 저항한다. 금단증상이 덮

쳐 오면 고통에 견디다 못해 약을 입에 던져 넣고 주사를 맞는다. 그러면 신기하게도 거짓말처럼 고통이 사라지고 기분이 상쾌해진다. 생명의 진자는 간신히 버팀목으로 안정된다. 이것이 약물중독의 정체다.

두통은 두통약 때문이다

두통약을 손에서 놓지 못하는 사람이 있다. "두통을 느낄 때 이거면 충분해"라고 생긋 웃으며 두통약에게 고마워한다. 하지만 아이러니하게도 두통의 원흉은 바로 두통약이다.

나는 이전에 두통약에 빠져 있었다. 정기적으로 엄습해오는 두통은 약 기운이 떨어진 금단증상이다. 두통약을 먹으면 개운해지고 두통이 사라지는 것은 당연하다. 각성제 중독환자가 금단증상에 시달리며 필사적으로 각성제를 흡입하면 금세 상쾌해진다. 그것과 조금도 다를 바 없다. 이미 '약물기인성 두통'이라는 병명도 있다. 의사는 이전부터 두통과 두통약의 인과관계를 알고 있었다.

이것은 모든 약에 대입하여 말할 수 있다. 모든 약은 독이다. 중독이란 독에 빠지는 것이다. 모든 약은 사용하면 정도의 차이는 있지만 중독 증상을 일으킨다. 이것이 약물 의존의 철칙이다. 약을 손에서 놓지 못하는 증상을 약물중독이라 부른다. 중독자는 정키(junkie)라고 부르며, 이제는 폐인으로 가는 길만 남아 있다. 그만큼 일단 약물에 중독되면 벗어나기 어렵다.

시판 중인 처방약에 중독된 많은 사람

———

다시 한 번 말한다. 일본정부는 약물남용에 경종을 울리면서도, 다른 한편으로는 제약회사의 무분별한 약 판매를 묵인하고 있다. 비행 등 사회문제를 일으키는 중독자만이 주목받고 있지만, 사실은 시판약과 의사처방약에 푹 빠진 숨은 중독자가 전국의 가정에 숨어 있다. 약물중독자는 제약회사의 평생 단골손님이다. 죽을 때까지 애용하기 때문이다. 약물중독에 빠지지 않기 위해서는 처음부터 약에 손대지 않는 것이 좋다. 각성제이든 마약이든 의사처방약이든 시판약이든 모두 마찬가지다.

그러나 정부나 매스컴이 '약에 손대지마라', '복용하는 것을 그만두자!'고 캠페인 하는 것을 들은 적이 없다. 제약회사가 일찍이 일본정부 여당이나 매스컴의 거대 후원사였기 때문이다. 따라서 각성제나 대마초는 대대적으로 추궁해도 같은 중독 작용을 가진 시판약이나 처방약의 비판은 금기다.

초다제내성균(XDR균)
치료약이 전혀 듣지 않는다!

유전자를 바꾼다

약은 독으로 병원체를 공격한다. 균, 바이러스, 암세포는 독을 견디 살아남으려고 자기 유전자를 바꾼다. "항생물질의 사용빈도가 높아지고 어중간한 사용법이 난무함에 따라, 내성균은 점점 더 증가한다." 니혼대학 약학부의 다무라 도요유키 교수의 경고다.

1990년 후반에 이미 옛날 형태의 페니실린 G에 대해서 80~90퍼센트의 균이 내성을 가졌다. 술파제는 무려 95퍼센트에 달한다. 게다가 많은 종류의 항생물질에 내성을 가진 다제내성균도 속속 출현하고 있다.

"환자가 출입하고 여러 약을 사용하는 병원에는 6가지 항생물질에 내성을 가진 세균도 있다고 한다. 이러한 다제내성균에 감염되면 어떤 약도 좀처럼 듣지 않는다. 적리에 걸린 어린이가 본인은 태어난 후로 한 번도 항생물질을 사용한 적이 없지만, 적리균에 내성이 있어 어느 약도 효과가 없는 사태가 일어난다"고 다무라 도요유키 교수는 전한다.

약이 듣지 않는 결핵환자가 출현

농약에 내성을 가진 해충이나 균이 현대농업을 괴롭히고 있다. 의료에서도 그와 비슷한 비극이 발생하고 있다. 기존의 치료약이 전혀 듣지 않는다! '초다제내성균(XDR균)'의 출현이 바로 그 예다. "어떤 약도 듣지 않는다!" 이런 악성 결핵환자가 출현하고 있다. 그 수는 한 해에 약 100명에 달한다. (2005년, 결핵예방회 결핵연구소 추계)

XDR 결핵환자는 장기입원해도 낫지 않는다. 감염성도 사라지지 않고 치사율도 높다. 그러나 증상은 지금까지의 결핵과 다를 바 없다. 균을 배양하지 않으면 판별할 수 없고 환자 수 파악조차도 어렵다. 결핵은 과거의 병이라고 생각하는 사람도 많다. 그러나 일본에서는 매년 2만 5천 명이나 발병하고 있다. 치료법은 4가지 약 복용으로 결핵균을 공격하는 것이다. 6개월 정도 지나면 대부분은 낫는다고 한다. 그러나 치료에 실패하면 여러 가지 약이 듣지 않는다. 의사는 '다제내성(MDR)이 발생했다'고 한다. 또 다른 약으로 재공격한다. 치료는 2년이나 더 걸린다. 그리고 다른 약도 일절 듣지 않는 균이 출현한다. 그것이 몬스터 XDR균이다. 약물요법이 미생물의 유전자 변화를 일으켜 더욱 강해진 미지의 생물을 만든다.

끝없는 악순환

만일 인류가 XDR균을 섬멸하는 독성이 강한 신형약품을 개발하더라도 XDR균은 금세 유전자를 변화시키고, 무용지물로 만들어 인류를 비웃을 것이다. 현대의학은 현대농약과 같은 실수를 되풀이하고 있다. 끝없는 엘리베이터에 올라탄 것이다. 독성이 강한 의약품은 새로운 내성병원균을 만들어 낸다. 그러면 독성이 더 강한 약을 투여했고, 그 결과 슈퍼 내성균인 XDR균이 나타났다. 끝이 없다. 이 같은 블랙 코미디가 세계의 암 치료 현장에서도 일어나고 있다.

세포독성이 강한 항암제로 암세포를 공격하면 암세포는 금세 자신의 반 항암제 유전자(ADG)를 변화시켜 항암제를 무력화한다. 암 환자의 10~20퍼센트는 종양이 축소된다. 그러나 그 기쁨도 잠시다. 유전자 변화로 암세포는 나빠지고, 난폭해져 5~8개월 사이에 종양은 원래 크기로 되돌아간다. 재증식은 더욱 맹렬히 진행되어 전이와 재발로 환자의 온몸을 갉아먹는다. 암 환자는 재발하면 다음은 없다고 한다. 항암제 투여로 암을 악화시켰기 때문이다. 어떤 고명한 의사는 "암은 개나 고양이 같다. 잘 지내면 따르지만, 괴롭히면 이를 드러내고 덤벼든다"고 말한다.

영원히 격리된 결핵환자

——

결핵 등의 병원균도 마찬가지다. 모든 의약품이 듣지 않는 XDR환자는 어리석은 현대의학의 희생자다. 일본 후생노동성은 2007년 9월 결핵환자의 입·퇴원 기준을 정했다. 감염성이 높다고 판단한 환자는 입원권고와 취업제한을 받는다. 그러나 이 기준을 XDR환자에게 적용하면 언제까지나 퇴원 부적당이 된다. 실제로 8년이나 입원하여 격리상태에 놓인 환자도 있다. 현대의 아우슈비츠수용소이다. 전문의는 고뇌한다.

"치유될 전망이 없다", "언제까지나 입원시키는 것은 인권문제", "자택격리 조치도 검토해야 한다", "그래서 감염이 퍼지면……" 같은 딜레마는 현대의료의 모든 분야에서 확대되고 있다.

식사요법 등의 면역력과 자연치유력을 올리는 본래의 의료를 탄압하고 배제해 온 약물요법의 비극이다.

> **이렇게 고친다!** 약물에 의존하는 한 비극은 끝나지 않는다. 농업이 탈 농약을 도모하듯이 의료도 탈 약물을 도모할 수밖에 없다. 약물을 대체하는 의료는 ① 자연요법(식사요법), ② 정체요법(침구·요가), ③ 심리요법(암시·명상), ④ 동종요법(대체 치료법, 한방)이 있다. 당연한 진리에 환자 스스로 눈을 떠야 한다.

2장

의료는 90퍼센트의 만성병에 무력

의사가 말하는 것은 틀림없다는 생각에

고분고분 약 처방을 받아들이는 환자가 끊이지 않지만

사실 약으로 낫는 병은 없습니다.

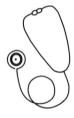

가이드라인

가이드라인은 돈으로 날조한다

현대의사의 가이드라인은 어떻게 작성하는 걸까? 표면상으로는 일본 후생노동성, 의학자, 제약회사 등, 관·학·업의 삼위일체가 작성한다고 한다. 하지만 가이드라인을 둘러싼 암거래가 엉뚱한 일로 백일하에 드러났다.

대사증후군 건강검진제도 스캔들로 분출한 것이다. 이 제도는 표면상으로 '국민건강 향상'과 '의료비 삭감'을 주장했다. 그러나 이 제도의 정체는 국민 두 사람 중 한 명(40~74세)을 호출하여 강제로 건강진단을 받게 하는 제도였다. 그런 식으로 약 3,060만 명을 병원에

표1 ■ 대사증후군 기준을 작성한 A급 전범 리스트
대사증후군 진단기준 검토위원회

위원장	마쓰자와 유지			다이다 히로유키	일본 순환기학회
위원	이케다 야쓰오	일본 혈전지혈학회		데라모토 다미오	일본 동맥경화학회
	가타야마 시게히로	일본 고혈압학회		나카오 가즈와	일본 비만학회
	기타 도오루	일본 동맥경화학회		마키노 히로후미	일본 신장학회
	구기야마 기요타카	일본 순환기학회		미야자키 시게루	일본 비만학회
	사이토 야스시	일본 동맥경화학회		야마다 노부히로	일본 당뇨병학회
	시마모토 가즈아키	일본 고혈압학회	옵서버	후지타 도시로	일본 내과학회
	세이노 유디가	일본 당뇨병학회	사무국	니가무라 다다시	
				후나하시 도오루	

일본내과학회 잡지 제94권 제4호 2005. 4. 10

표2 ■ 제약기업이 '지침'을 만들게 하고, 환자는 '약물 장기투여'의 지옥으로
출처 〈요미우리신문〉 2008. 3. 30

진료지침 작성에 관여한 의사가 제약회사로부터 받은 기부금액

(2002–2004년도 합계)

◆대사증후군

마쓰자와 유지 오사카대 명예교수 후나하시 도오루 오사카대 준교수(사무국)★	3억 150만 엔
사이토 야스시 지바대 교수★	2억 7,010만 엔
후지타 도시로 도쿄대 교수(옵서버)(고)	1억 4,780만 엔
기타 도오루 교토대 교수	1억 2,565만 엔
나카오 가즈와 교토대 교수	1억 1,948만 엔
마키노 히로후미 오카야마대 교수	1억 1,010만 엔
시마모토 가즈아키 삿포로의대 교수(고)	1억 870만 엔
야마다 노부히로 쓰쿠바대 교수	1억 340만 엔
구기야마 기요타카 야마나시대 교수	6,205만 엔
세이노 유타카 교토대 교수(02, 03년만)	4,900만 엔

(고)는 고혈압 지침 위원도 겸임

★는 소속 강좌 앞으로 보내온 기부금

보내서 약물을 장기투여 한다. 실로 엄청난 대사증후군을 둘러싼 음모다. 이 음모의 목적은 건강한 사람을 환자로 만들어 약물을 장기투여해서 돈을 버는 것이다. 메이저 제약회사의 교묘하고도 악랄한 조작이었다. 음모의 수행에 사용한 것이 바로 '대사증후군 건강진단 가이드라인'이다. 건강진단기준 작성에 관여한 것은 비만학회와 고혈압학회 등의 교수다. (표1)

대사증후군 건강진단의 진단기준은 한마디로 말하면 엉터리다. 예를 들면 고혈압은 1945년 무렵부터 계속 최대 혈압 180mmHg 이상이 고혈압의 진단기준이었지만, 대사증후군 건강진단 직전에 무려 130mmHg까지 내려갔다. 장애물이 낮으면 건강한 사람도 고혈압으로 날조된다. 그러면 의사는 당당히 강압제(혈압을 내리는 약)를 처방할 수 있다. 강압제의 판매는 급증하고, 의사도 병원도 제약회사도 막대한 이익을 얻을 수 있다.

그야말로 대사증후군의 음모라 할 수 있다. 한 가지 일을 보면 다른 것도 알 수 있다.

이 수법을 보라. 가슴둘레, 체중, 콜레스테롤 수치, 혈당치 등등. 대사증후군 대책을 구실로 건강한 사람을 '환자'로 만드는 악랄한 속임수가 대사증후군 진단기준에 계획되어 있었다.

후생노동성, 의학계, 제약회사의 유착

———

〈인사이더!〉지는 지침의 흑막을 고발했다.

"후생노동성, 의학계, 제약회사의 유착이다. 일본판 대사증후군의 기준을 만든 장본인은 일본 비만학회와 일본 동맥경화학회를 좌지우지해온 마쓰자와 유지 씨다.

그가 2003년까지 교수를 역임한 오사카대학 의학부 제2내과(현재의 대학원 의학연구과 분자제어내과학)의 장학기부금을 조사해보니, 2000년부터 2005년까지 6년간 8억 3,808만 엔으로 대부분이 제약회사의 기부금이었다. 가장 많은 기부금을 낸 곳은 1억 1,600만 엔을 기부한 산쿄다. 이 회사는 일본에서 최대의 시장 점유율을 가진 콜레스테롤 강하제의 제조판매회사로 연간 2,000억 엔의 매상을 올리고 있다."

이것으로 유착을 확신할 수 있다. 게다가 대사증후군 진단기준의 허들을 내려 가이드라인 작성 음모에 가담한 것은 바로 각 학회의 이사들이다.

대사증후군 진단기준 검토위원회 조직까지 있었다. (표1) 위원장에는 제약업계와의 유착으로 고발 당한 마쓰자와 유지 씨의 이름이 올라와 있다. 위원 13명, 옵서버 1명. 그들은 전원이 일본 의료학회의 이사 등으로 높은 직책을 갖고 있었다. 이 명부는 실로 대사증후군 음모의 A급 전범 리스트라 할 수 있다.

작성 의사의 90퍼센트에 거액 기부금!

—

게다가 이어서 경악할 만한 사실이 또 드러났다.

"고혈압, 당뇨병, 대사증후군, 40 질환 등 지침 작성의사 90퍼센트에 기부금, 국·공립대, 제약회사로부터", 이것은 〈요미우리신문〉(2008. 3. 30)의 일면 특종기사 표제어다.

요미우리신문은 전국 50개 국공립대학에 과거 5년간 의학부 임상의사가 받은 기부금의 정보공개를 요청했다. 49개 대학에서 공개한 답변은 놀라웠다. 한 대학은 충분한 정보가 없었다. 그래서 48개 대학의 데이터를 토대로 암, 고혈압, 당뇨병 등, 주요 병의 지침(가이드라인) 40가지를 취재했다.

"작성에 관여한 의사 276명의 연간 기부금 수령 상황을 조사했다. 그 결과 87퍼센트에 해당하는 240명이 지침이 만들어진 해까지 3년 동안 각각 병의 치료약을 제조 판매하는 기업으로부터 교수 또는 소속 강좌 앞으로 기부금을 받고 있었다."〈요미우리신문〉

즉, 일본 전국의 의사들이 치료법 지침서로 삼고 있는 가이드라인을 작성한 의사들의 약 90퍼센트가 이익당사자인 제약회사로부터 현금을 받고 있었다.

교수 한 사람에게 3억 엔이 넘는 뇌물

가장 구체적으로 유착이 발견된 건 대사증후군 관련 교수들이었다. 대사증후군의 정의와 진단기준의 작성위원회 멤버 가운데, 국공립대학의 의사 11명 전원이 2002년부터 2004년에 걸친 3년 동안 고혈압 치료제 등의 제약회사로부터 합계 약 14억 엔의 기부를 받았다. 2004년 발매한 〈고혈압치료 가이드라인〉에 참여한 9명의 위원 전원에게 2002~2004년 동안 합계 약 8억 2,000만 엔, 2007년 〈동맥경화성 질환예방 가이드라인〉에 참여한 4명의 위원 모두에게 제약회사가 3년 동안 합계 6억 엔의 기부금을 주었다. 비만학회 회장이었던 오사카대 명예교수 마쓰자와 씨에게는 3억 엔이 넘는 거액이 기부금으로 입금되었다. (표2)

요미우리의 '지침을 작성한 의사에게 기부금-진단기준, 신뢰성은?'이라는 제목에서 알 수 있듯이 유착의 큰 부작용을 걱정하고 있다.

"이래서는 대사증후군 진단기준의 타당성도 의심받을 것이다."
〈요미우리신문〉 2008. 4. 3 사설

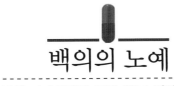

백의의 노예

이권의 거대신전에 무릎 꿇고 절하는 의사들

의사도 약사도 부작용을 모른다

다무라 도요유키 교수는 "의대에서는 부작용을 가르치지 않는다"
는 놀랄만한 증언을 했다. "의사는 올바른 약물요법을 실시하기 위한
지식이나 마음가짐이 전혀 없는 상태로 대학에서 방출된다. 그리고
대량의 약물투여와 남용을 태연히 행하며 멋진 건물을 몇 년 만에 세
웠는지를 경쟁하는 의사의 세계로 아무런 의심도 없이 들어간다."

덧붙여 약사도 마찬가지라고 하니까 구원의 길이 없다.

"약사도 약을 올바르게 사용하지 않는다. 그러므로 약의 부작용
사고 같은 결정적인 문제가 생긴다. 왜냐하면, 후생노동성에서 약을

허가하는 담당관은 다름 아닌 약사이기 때문이다."《약은 독이다(薬は毒だ)》

훌륭한 뇌물

———

개는 먹이를 주는 주인에게 꼬리를 흔든다. 의사는 먹이를 주는 주인에게 아첨한다. 현재 의사는 눈이 뒤집힐 만큼 거대한 의료이권이라는 미끼에 걸려 길러지고 있다. 그들은 자신을 속박하는 주종관계를 알아차리지 못한다. 그러나 그들의 모습은 실로 푸른 하늘에 우뚝 솟은 신전에 무릎 꿇고 절하는 백의의 노예 같다.

"치료지침, 흔들리는 신뢰성……." 요미우리신문은 의사와 기업자금 유착에 관한 추궁 캠페인을 2008년 8월에 펼쳤다.

유럽과 미국에서는 진료 지침 규칙제정을 추진하고 있다. 지침 작성자와 제약회사의 금전관계에 관한 규제다. 양자의 관계에 보고의무나 개시의무를 부과하여 제한하려는 움직임이다. 그러나 일본에서는 일부 학회에서 이제 막 검토가 시작되었다고 하니 시원치 않다.

의사는 가이드라인의 이익 당사자인 제약회사로부터 거액의 현금을 받는다. 그리고 제약회사에 유리하도록 지침을 작성한다. 거액기부금의 정체는 뇌물이다. 요미우리의 독자 조사에서도 90퍼센트에 가까운 의사와 제약회사 사이에 유착이 판명되었다. 그러나 이것도 빙산의 일각에 지나지 않을 것이다. 요미우리는 의약품의 과잉투여를 초래할 위험도 지적하고 있다. 지침의 중립성은 거액 기부로 무너졌다. 의사는 제약회사로부터 거액의 돈을 받는다. 그리고 그들은 약물의 매상증가로 이어지도록 과잉투여 지침서를 작성한다. 이것은 악취를 풍기는 대사증후군 기준 스캔들을 통해 일목요연하게 세상에 드러났다.

매상(약물 장기투여) 증가에 공헌하다

예를 들면 2000년 미국의 국립연구기관은 고혈압 치료에서 '오래되고 저렴한 이뇨제와 비싼 신약의 유효성은 같다'고 판정했다. 따라서 이뇨제를 사용하도록 치료 지침을 정하고 있다.

그러나 2004년 일본 고혈압학회의 작성 지침은 '고가의 신약을 치료의 축으로 투여하도록 권장하고 있다.' 미국과는 정반대의 치료법이다. 그리고 이 지침의 작성위원(국공립대학 의사) 전원에게 제약회사가 합계 8억 2,000만 엔의 기부금을 주었다.

게이오대학의 사루타 다카오 명예교수는 "대학 의사라면 누구나 제약회사와 관련이 있으며 관계가 없는 제삼자는 지침을 만들지 못한다"고 호언장담하고 있다. 〈요미우리신문〉 2008. 8. 11

말하는 사이에 무심코 실토한다는 것은 이를 두고 하는 말일 것이다. 즉, 기업 이권에 관여하지 않은 제삼자는 지침을 만들 수 없다. 사실은 관계가 없는 제삼자가 지침을 만들어야 한다. "기업이 의사에게 자금을 제공하면 약의 평가에 영향을 준다는 연구도 있다. 미국에서는 고혈압의 신약 효과에 부정적인 결과를 보고한 연구자의

37퍼센트가 기업에서 자금을 받았지만, 긍정적인 결과를 보고한 연구자는 96퍼센트가 자금을 받고 있었다."〈요미우리신문〉

의사는 기업으로부터 돈을 받았기 때문에 긍정적인 내용의 논문을 완성했다(조작했다). 요미우리 캠페인은 '제약회사에서 받은 기부금에 따라 대학의 약 선정이 좌우된다'고 고발한다. 이익 공여는 기부뿐만 아니라, 의사를 제약회사 임원으로 추대하거나 고액의 강연료를 지급하는 숨겨진 방법도 있다.

100만~150만 엔의 협찬금

예전에 민간 방송에서 제약회사의 영업비에 관한 특집 방송을 했었다. 화면에는 대형 제약회사의 영업사원이 모자이크 처리된 모습으로 음성도 변조한 채 인터뷰에 출연했다. 아나운서의 "의사 접대비는 어느 정도 사용하나요?"라는 질문에 "면허를 가진 젊은 의사라면 하룻밤에 40~50만 엔 정도입니다"라고 선뜻 말했다. 서민감각으로는 입이 딱 벌어지는 비용이다. 게다가 "그럼, 대학교수 정도 되면?"이라는 질문에는 "뭐, 100만 엔에서 150만 엔 정도. 나이 드신 분이 많으므로 현금을 직접 건넵니다. 봉투 뒤에는 협찬금이라고 써서 말이죠."

나는 말문이 막혔다. 의사와 제약회사 사이에는 이렇게 금전을 주고받는 일이 일상다반사다. 그러므로 의사와 제약회사 사이에는 막대한 이익이라는 공통 목표가 생긴다.

사신교

현대의료의 90퍼센트가 환자를 죽음으로 이끈다

약 숭배, 의사 숭배, 병원 숭배, 그 끝에는 지옥

"현대 의학대학의 신의 정체, 그것은 사신이다"라고 멘델존 박사
는 말했다. 앞서 소개한 그의 저서 《나는 현대의학을 믿지 않는다》라
는 충격적인 책이 있다. 저자는 미국에서 '민중을 위한 의사'라고 불
렸다. 그의 고발은 신랄하고 현대의료의 폐해를 꿰뚫고 있다. "현대
의학대학은 환자의 숭배가 없으면 계속 존재할 수 없다." 환자의 약
숭배, 의사 숭배, 병원 숭배는 맹신을 넘어선 광신이다. 자비로운 미
소를 띤 백의 안내원을 따라 다다른 곳에 두려운 지옥이 기다리고
있다는 사실을 아무도 모른다.

"치료 쪽이 훨씬 위험하다고 말하는 경우가 자주 있다. 사실은 아프지 않은 환자에게도 의사는 충분한 생각을 하지 않고 위험한 치료를 하므로 위험성이 점점 높아진다. 의사, 병원, 약, 의료기기라는 현대의학 구성원의 90퍼센트가 세상에서 사라지면 현대인의 몸 상태는 단숨에 좋아질 것이라고 확신한다." 미국을 대표하는 양심적인 멘델존 의사는 현대의료의 90퍼센트는 유해무익하다고 단언한다.

나치 이상의 대량학살
—

"약의 투여는 불건전하면서 비과학적이며 게다가 비합리적이다. 약이란 현대 의학대학을 숭배하는 대상에 불구하다"라고 멘델존 박사는 말한다.

현대의 모든 병원에서는 약물 장기투여를 시행하고 있다. "말기 환자가 약물요법 도중에 사망한 경우, 설령 그 치료를 받지 않으면 생존했을지라도 의사는 부작용사가 아닌 병사로 진단한다." "사람을 죽음에 이르게 하는 이들의 의료행위는 모두 나치를 연상케 하는 무서운 것뿐이다. 제2차 세계대전 전의 나치 정권 아래 독일의학계는 인간의 도리에서 벗어난 행위를 했었다."

이와 같은 고발이 또 있다. "의사에 의한 대량학살이 이루어지고 있다!" 쿠엔틴 영 박사의 말이다. "의사가 조직적으로 인간을 파괴하고 있다." 당신은 당신의 귀를 의심할 것이다. 의료란 목숨을 구하는 것을 사명으로 하지 않는가? 하지만 그것은 너무나 순진한 착각이다.

나치의 대량학살 참극에 전 세계 사람이 전율했다. 그러나 실은 그것보다 훨씬 섬뜩한 살육이 당신의 집에서 조금 떨어진 병원에서도 일상적으로 이루어지고 있다. 자신도 희생자 후보 중의 한 사람이라는 사실을 사람들은 전혀 눈치 채지 못하고 있다. 또한, 이런 마음을 얼어붙게 하는 참상에 경종을 울리는 의사도 거의 없다.

마지막 죽음의 수용소, 호스피스
——

멘델존 박사는 현대의학이라는 악마교에 저항하는 몇 안 되는 의사다. 그는 이렇게 말한다. "현대의학의 성전이 격화함에 따라, 병원에서는 전투의 부상자인 환자를 모두 처리할 수 없어 죽음의 수용소를 건설할 필요성을 느꼈다. 현실을 은폐하기 위해 듣기 좋은 말을 사용하였다. 그것은 바로 호스피스다. 호스피스란 '흔쾌히 받아들이는 곳'이라는 의미다."

"현대의학의 상품이란 죽음 바로 그 자체다. 따라서 먼저 환자에게 죽음이 다가오고 있음을 받아들이게 해야 한다. 인간은 살아가려는 본능이 약해지면 비인간적이고 위험한 처치도 감수하고 받아들인다. 말기 환자에게는 약물을 장기투여 한다. 환자는 '폐용증후군'이라고 부르는 지옥 같은 반죽음 상태로 지내는 것을 받아들이고, 죽음의 상인이 하는 상담을 흔쾌히 받아들이게 된다."

그리고 멘델존 박사는 이렇게 결론짓는다. "의사는 실패를 관 속에 묻어버린다." 그것도 영원히……

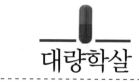

대량학살

병원파업으로 사망률이 반으로 줄었다!

병원파업과 기묘한 '부작용'

"현대의학에서 사람의 죽음은 성장산업이다."

"의사의 노력은 대개 사람을 죽음에 이르게 하는 행위에 사용된다. 현대인은 이 중대한 사실로부터 시선을 돌리면 안 된다."

멘델존 박사는 경고한다.

"현대 의학교가 얼마나 맹위를 떨치고 있는지는 의사 단체의 파업 시에 분명히 나타난다. 의사가 일을 그만두면 세상이 평온해진다."

아래의 사실에 당신은 할 말을 잃을 것이다.

• 이스라엘 : 1973년 이스라엘 국내에서 병원파업을 결행했다. 진찰
환자수가 하루 6만 5천 명에서 7천 명으로 줄었다. 파업은 한 달간 이
어졌다. 기간 중 이스라엘 국내에서 사망률이 반으로 줄었다. 이만큼
사망률이 격감한 것은 20년 전 의사 파업 사태 때 이후 처음이다. 그리
고 병원을 재개하자 사망률은 원래대로 돌아갔다. (예루살렘 매장협회)
• 콜롬비아 : 1976년 수도 보고타에서 의사들이 52일간 파업에 돌입
했다. 구급의료 이외는 일절 치료를 하지 않았다. 파업 기간에 현지의
사망률은 35퍼센트나 낮아졌다. 역시 파업 해제로 사망률이 회복되고
있다. (국영장의협회)
• 미국 로스앤젤레스 : 1976년 미국 서해안의 로스앤젤레스 시에서 의
사들이 파업에 돌입했다. 파업 기간 중 수술 건수가 60퍼센트나 감소
했다. 당시 로스앤젤레스 시의 사망률은 18퍼센트 낮아졌다. (캘리포
니아대학 17개 병원 조사결과)

파업 기간 중 의사와 간호사는 예외적으로 구급치료만 했다. 즉,
만성질환 치료를 중지한 것이 수많은 환자의 생명을 구했다. 멘델존
박사는 이렇게 말한다.
"나는 의사가 영원히 파업을 계속할 필요가 있다고 주장해왔다.
의사가 의료행위의 90퍼센트를 중지하고 구급의료에만 힘쓰면 사람
들의 건강상태는 틀림없이 개선될 것이다."

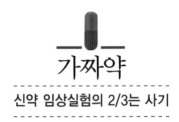

가짜약

신약 임상실험의 2/3는 사기

신약의 2/3는 가짜약이다!

현대의료는 '사신교'다. 그 예가 바로 약물요법이다. 멘델존 박사
는 이렇게 말한다. "거액의 보수가 얽힌 제약회사와의 유착이 있기
때문이다. 제약회사가 파견하는 의료정보 담당자가 실제로 하는 일
은 영업사원과 같다. 하지만 그들은 의사와 막대한 이익을 서로 나
누어 가지려 우호관계를 맺는다. 판촉활동의 하나로 매우 호화스러
운 접대는 물론, 심부름과 주문을 받으러 다니거나 약의 무료샘플
배부 등으로 날마다 동분서주하고 있다."

제약회사와 의사의 유착 모습에 저편과 이편의 차이는 없다. 이렇게 제약회사는 필사적으로 신약을 병원에 팔려고 한다. 그러나 대부분 유효성 불명의 가짜약이라고 하니 놀라울 따름이다. 네 명의 노벨상 수상자를 포함한 저명한 과학자로 구성된 위원회가 약에 관한 문제를 연구한 결과, 아래 두 가지 사실을 판명하였다.

- 여러 가지 약의 근원은 임상실험을 하는 의사와 연구자에게 있다.
- 신약의 임상실험은 엉터리다.

왜냐하면 현장에서는 아래와 같은 부정이 난무하기 때문이다.

- 전체 의사의 약 20퍼센트가 부정확한 분량을 사용하거나 데이터 내용을 고치는 등 소위 부정행위를 하고 있다.
- 전체 신약의 약 1/3이 실제로는 임상실험을 하지 않는다.
- 의사의 1/3이 진료기록카드에 따르지 않는 데이터를 사용하고 있다.
- 미국 과학성이 인정하는 임상실험의 결과는 전체의 1/3에 지나지 않는다. 미국 식품의약품국조사보고 〈미의사회지(JAMA)〉 1975. 11. 3

즉, 신약의 2/3는 사기 임상실험으로 날조된 가짜약이다.

부작용을 알면 절대로 먹지 않는다
—

당신은 믿을 수 있는가? 현재 유통되고 있는 의약품의 약 2/3는 전혀 효과가 없는 화학약품에 불과하다. 아니, 화학독물에 지나지 않는다. 효능은 없고 독성만 있다. 약은 원칙적으로 독이다. 멘델존 박사는 "독성이 없는 약은 약이 아니다"라고 야유했다. 독성에 생체는 비명을 지르고 반발한다. 그것이 부작용이다.

미의사회는 독성(부작용)의 정보공개에 반대하고 있다. 그 이유를 환자와의 신뢰관계가 손상되면 안 되기 때문이라고 한다. 따라서 의사는 "환자에게 상당히 조심스러운 표현으로 부작용을 전하든지 혹은 완전히 숨기는 것이다"라고 멘델존 박사는 말한다.

의사는 태연히 말한다. "환자가 부작용을 모두 알게 되면 약을 절대로 먹지 않는다." 멘델존 박사는 이렇게 결론 내린다.

"의사가 지키고 있는 것은 환자 본인이 아니라 환자와의 신뢰관계이며, 더군다나 그 관계는 환자에게 사실을 알리지 않음으로써 성립한다. 의사와 환자의 신뢰관계는 환자의 맹신에 의존하고 있다."

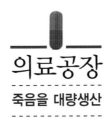

의료공장
죽음을 대량생산

고액의 성과급제

왜, 이런 무서운 속임수가 현대의학에서 지속된 걸까? 현대 의료 제도가 성과급제이기 때문이다. 문자 그대로 의료를 베풀면 베풀수록 의사와 병원, 제약회사가 돈을 버는 구조다. 약을 한번 투여하는 것보다 10번 투약하면 10배를 벌 수 있다. 한 가지보다 열 가지 약을 파는 것이 훨씬 돈벌이가 된다. 어떤 약 A를 환자에게 투여한다. 그러면 약은 독이기 때문에 반드시 부작용이 몇 가지 나타난다. 그러면 부작용마다 약 B, C, D……를 투여하면, 또 각각 부작용이 나타나서 결국에는 기하급수적으로 약 종류가 늘어난다. 환자는 견디기 어럽다. 그러나 의사, 병원, 제약회사는 웃음소리가 끊이지 않는다. 약의 매상이 기하급수적으로 늘기 때문에 성과급제인 의료계는 병을 치료하지 않는 것이 매우 중요하다.

"성과급제에서는 투약을 하는 즉석요법은 의사의 벌이가 되고 약사의 주머니도 두둑해지고 제약회사도 수익이 오른다. 즉, 의료관계자에게 즉효성이 높다. 의사의 지시에 따라 투약하는 것이 얼마나 위험한 일인지를 잘 알 것이다."(멘델존 박사)

의료공장의 최종 상품은 죽음

멘델존 박사는 병원이 의료공장으로 타락하고 있다고 한다. "병원에서는 건강을 만들지 않는다." "공장에서는 환자가 건강상태를 개선하러 왔다고 생각하지 않는다. 환자를 의료공장의 경영상태를 개선하기 위한 재료로 여긴다." 공장에서 최종적으로 대량생산된 상품은 죽음이다. 그 무시무시한 현실은 다음과 같다.

● 임신 : 임신하면 병원을 피하는 편이 좋다. 환자 취급만 당할 뿐이다. 의사에게 있어 임신과 출산은 9개월에서 10개월에 이르는 병이므로 임산부는 환자에 지나지 않는다. 점적 장치와 분만감시 장치의 장착, 각종 약물의 투여뿐만 아니라, 필요도 없는 회음절개라는 치료를 강요한다.
● 감기 : 의사에게 가지 않는 편이 좋다. 의사는 대개 항생물질을 투여

하지만, 항생물질은 감기나 인플루엔자에는 효과가 별로 없다. 심지어 감기를 악화시켜 몸 상태가 더 나빠진다.

● 아이 : 차분하지 못한 아이가 교사를 괴롭힌다고 해서 의사에게 데리고 가면 안 된다. 약의 과잉투여 끝에 자기 아이를 약물중독에 빠지게 할 우려가 있다.

● 건강진단 : 의미가 없는 행사다. 접수처에서 무례한 대우를 받고 의사에게 긴장한 상태로 가면 환자의 혈압은 평소와는 다르다. 결국, 혈압을 내리기 위해 강압제를 처방받고, 대량 구매하여 돌아가게 된다.

"약의 부작용이 쉽게 나타나는 것이 피부다. 피부 이상은 가장 쉽게 눈에 띈다. 피부에 문제가 생기는 근원은 대부분은 간장에 있다는 사실에 주의해야 한다. 간장이 나빠지면 피부도 약해져 바로 증상이 나타난다. 간장이 약 때문에 병들어 기능이 저하되면 몸의 저항력이 약해져 약간의 자극에도 병이나 장애를 일으키기 쉬워진다." (다무라 교수)

약을 끊으면 병이 낫는다
—

아보 교수는 암의 원인으로 3가지가 있다고 한다. 그것은 ① 과로, ② 지나친 고민, ③ 약물 과다복용이다. 이 3가지 요인은 다른 병에도 적용된다. "과로하지 않고 정신적인 스트레스를 멀리했다. 심신을 안정시키려 휴양도 하고 있다. 식사도 균형 있게 섭취하고 가벼운

운동도 하고 있다. 그런데도 아직 몸 상태가 나쁘고 병이 좀처럼 좋아지지 않는다. 이런 경우는 일상적으로 약을 복용하고 있는지 되돌아보자"라고 아보 교수는 조언한다. 《약을 끊으면 병은 낫는다(「薬をやめる」と病気は治る)》

이것은 환자의 허를 찌르는 말임이 틀림없다. "몸에 좋은 것은 모두 하고 있습니다. 물론 약도 꼬박꼬박 챙겨 먹고 있습니다." 이것이 우등생의 모범해답이라고 믿고 있기 때문이다. 그러나 아보 교수의 시점은 180도 다르다. 약이 다양한 병을 만드는 최대의 원흉이라는 것을 수많은 임상사례에서 확신하고 있다. 아보 교수는 계속해서 질문한다. "예를 들면 두통 환자나 생리통으로 고민하는 사람은 통증이 올 때마다 진통제(소염진통제)를 사용하고 있지 않나요? 현재 병 치료를 위해 통원하는 사람은 약을 전혀 사용하지 않은 채 치료하는 사람은 거의 없습니다. 혈압을 내리는 약, 혈당치를 내리는 약, 부기를 없애는 약, 위의 통증을 없애는 약, 가려움을 없애는 약, 무릎의 통증을 없애는 습포약, 수면약 등을 몇 개월, 몇 년에 걸쳐 사용하고 있지 않나요?" 《약을 끊으면 병은 낫는다》

"과잉 의료, 과잉 투약이 인간 본래의 면역력을 약화시킨다"며 소아청소년과 의사인 모리 다네키 씨도 약물을 장기투여하는 의료에 경종을 울리고 있다. "약을 과다복용하고 지나치게 의존하고 있다. 일본의 타미플루 소비량이 세계에서 75퍼센트라는 것은 이상하다. 약을 남용하면 내성바이러스가 발생한다." "병, 바이러스, 병원균과 인간관계에 대해서 의사를 포함해서 다시 생각할 시기다." 〈닛케이 비즈니스〉 2010. 1. 11

약으로 낫는 병은 없다

——

쓰루미 다카후미 의사는 "서양의학이란 검사를 잘하는 의료일 뿐, 예방과 건강과는 담을 쌓은 의료다"라고 단언한다. "치료에 사용하는 약에는 매우 큰 문제점이 있다. 장기간 투여하면 몸에 해가 일어나는 것들뿐"이라고 말한다. 이유는 ① 약은 원인을 개선하지 못하고, 약의 성분은 매우 순수한 화학물질이므로 체내에 들어가면 전신의 항상성이 급격하게 떨어진다. ② 장내에 있는 100가지, 100조 개나 되는 균 속의 선옥균(善玉菌, 몸에 좋은 균)을 죽일지도 모른다. (항생물질과 항암제는 선옥균까지 죽인다.) ③ 강한 부작용이 생겨 나아지고 있는지 나빠지고 있는지 모르는 경우가 많다. ④ 약은 병 예방에 전혀 효과가 없다.

쓰루미 씨의 결론은 명쾌하다. "의사가 말하는 것은 틀림없다는 생각에 고분고분 약 처방을 받아들이는 환자가 끊이지 않지만 사실 약으로 낫는 병은 없습니다."《슈퍼 효소 의료(スーパー酵素医療)》

의사가 먹으라고 하잖아

——

나는 최근 병원 침대에서 고목처럼 마르고 수척해져, 고통으로 경련을 반복하다 세상을 떠난 삼촌을 생각하면 너무나 가슴이 저리고 아파진다. 삼촌은 어머니의 동생으로 고향에서 수재로 소문났었다. 해군학교, 교토대학을 거쳐 간사이 전력 사원이라는 엘리트 코스를 밟았다. 친척 중에서 가장 출세한 사람이었다. 그런 삼촌이 퇴직 후, 당뇨병을 앓더니 서서히 병들어 갔다. 오랜만에 만난 삼촌은 식사 전에 허리둘레에 걸친 소형 백에서 약 상자를 천천히 꺼내 테이블 위에 알약을 늘어놓기 시작했다.

"틀리면 안 되니까⋯⋯." 첫 줄에 하얀색, 노란색, 파란색 알약의 줄이 생겼다. "이건 당뇨병 약, 이건 혈압, 이건 심장⋯⋯." 식사 때마다 이렇게나 많은 약을 먹고 있다니! 무심코 그만 "그렇게 먹으면 몸에 해로워요"라고 말을 걸었다. 그러자 "뭐라고! 아무것도 모르는 아마추어가 무슨 말을 하는 거야. 의사 선생님께서 먹으라고 하잖아"라며 드물게 언성을 높였다. 삼촌의 성난 기세에 잠자코 말았지만, 후에도 약의 '줄'은 늘어날 뿐이었다.

그에 반비례하여 삼촌은 순식간에 쇠약해졌다. 뇌경색 발병으로 걸음걸이가 불안해지더니 마침내 휠체어 신세를 졌다. 그런 식으로 몸져누워 움직일 수 없다가 마지막에는 식사도 제대로 넘기지 못했다. 그러자 의사는 '자비롭게' 위 수술을 권했다. 배에서 위로 구멍을 내서 주사기로 영양분을 주입한다니!

아보 선생님의 "환자는 죽을 맛 일거야"라는 말이 뇌리를 떠나지 않았다. 마지막 병문안을 가자 삼촌의 뼈만 앙상하게 남은 손과 팔에서 끊임없이 경련이 일어나고 있었다.

더는 참을 수 없어 도망치듯 병실을 빠져나왔다. "비참하군, 죽고 싶어도 죽을 수 없는 생지옥⋯⋯." 그 후 머지않아 부고가 날아들었다. 나는 슬프지만, 아주 조금은 안도했다. "⋯⋯더는 괴로워하지 않아도 돼요. 삼촌⋯⋯."

약은 환자의 자연치유력을 죽인다

———

돌아가신 삼촌이 아보 선생님의 《약을 끊으면 병은 낫는다》는 책을 손에 들고 있었다면 지금도 웃는 얼굴로 "슌스케, 잘 지내니?"라고 말을 걸어 주지 않았을까? 알고 모르는 지식의 차이가 인생의 미래를 180도 바꾼다.

선생님의 책을 펼치면 따뜻한 말투가 들려온다.

"대부분의 현대의료 약은 교감신경의 긴장을 촉진하는 작용을 하고 있어요. 몸 상태가 나쁜 사람, 병에 걸린 사람은 이미 만성적인 교감신경 긴장상태에 있지요. 이런 사람이 교감신경의 긴장을 촉진하는 약을 사용하면 어떻게 될까요? 당연히 교감신경은 점점 긴장하여 혈류가 나빠져 과립구가 증가하고 림프구가 감소합니다. 면역력도 저하되므로 몸은 스스로 나으려는 힘을 잃어 갑니다."

약은 환자의 스스로 나으려는 힘(자연치유력)을 약화시킨다. 이것은 의사, 병원, 그리고 제약회사가 원하는 것이다. 그럴수록 환자가 더욱더 의사와 약에 매달리기 때문이다. 나에게는 이미 당연한 진실이지만 이 사실을 처음 접한 사람에게는 천지가 뒤집힐 정도의 충격이 아닐까?

아보 선생님의 "몸이 편안해진다고 해서 일상적으로 사용하고 있는 약과 병 치료를 위해 병원에서 처방된 약이라도 그것을 계속 먹는 것 자체가 몸에 스트레스가 되어 치유를 방해합니다"라는 말을 가슴에 새기길 바란다.

표3 ■ 노인은 약에 약하다, 먹으면 안 된다!

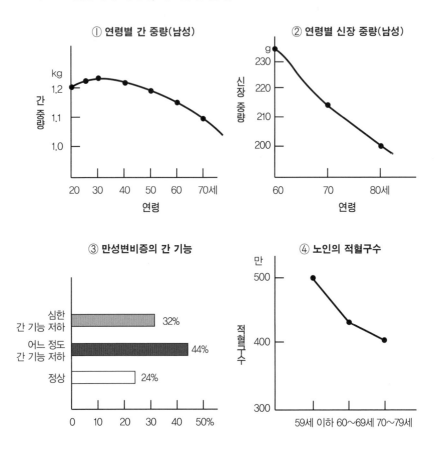

① 연령별 간 중량(남성)

② 연령별 신장 중량(남성)

③ 만성변비증의 간 기능

④ 노인의 적혈구수

(주) ① 오다 도시쓰구 외 《간장의 병》 (1971.1)을 참고
　　② H.E. de Wardener 《신장 정상 · 이상 시의 기능과 구조》 (1970)을 참고.
　　③ 미즈타니 다케오 외 '노인의 간 기능 이상과 그 대책' 〈진료〉 (1956.9.6.)
　　④ 모리타 히사오 · 요시무라 히로코 외 '노년성 빈혈' 〈최근 의학〉 (1957.12.4.)
출처 《약은 독이다》 다무라 도시유키

노인은 약에서 멀어져라!

"노인의 숨겨진 사망 원인은 약이다. 노인은 약에서 멀어져라!"

다무라 교수의 고발은 충격적이다. 현재 병원의 대기실은 양로원 로비로 착각할 만큼 노인으로 넘쳐나고 있다. 순진하고 소박하게 병원을 숭배하는 노인으로 북적거린다.

다무라 교수는 "최근 몇 년간 의사에게 치료받는 노인, 약을 잔뜩 받는 노인이 계속 증가하고 있다. 그중에는 병이 아닌 병 때문에 복용한 약으로 사망하는 노인이 늘고 있다"고 지적한다. 그야말로 블랙 코미디다. 게다가 노인에게 투여하는 약의 부작용으로 다른 병이 확대 재생산된다. 특히 경통과 류머티즘 때문에 복용한 진정제는 위궤양과 십이지궤양을 일으킨다.

다무라 교수는 거듭 "노인은 약에 약하다"고 말한다. (표3 그래프) 간장과 신장은 체내에 침입한 독물을 해독하고 배설하는 중요한 구실을 한다. 그러나 노인의 간장이나 신장의 기능은 저하된 상태이므로 나이를 먹을수록 부작용이 강하게 작용하고 약 때문에 노인의 사망률이 급격히 증가한다. 또 노화로 적혈구도 급격히 감소한다. 조혈기능이 낮아서 혈액 장애 등의 부작용이 있는 약의 투약은 위험하다.

영국의 웨드 의사는 노인에 대한 투약을 경고한다. "충분한 이유가 없는 한, 어떤 약도 투약해선 안 된다. 또 어떤 상황에도 가능한 소량만 사용한다. 이것이 노인에게 약물을 투여할 때 가장 본질적인 원칙이다."

그러나 일본의 대다수 의사는 노인에게 말에게 주는 먹이만큼 많
은 약을 처방하고 있다. 그들은 분명히 '살인의사'다.

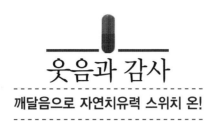

웃음과 감사
깨달음으로 자연치유력 스위치 온!

어쨌든 웃고, 어쨌든 감사한다

"어쨌든 웃고, 어쨌든 감사한다." 이것은 국제적인 요가 지도자로 알려진 작고한 오키 마사히로 씨가 젊은 시절 얻은 뜻 깊은 교훈이다. 그는 일본군부의 밀명을 띠고 중앙아시아 부근에 잠복하던 중 적에게 포박되었다. 연행된 지하 감옥에서 한 신기한 노인을 만났다. 이 말은 노인의 입에서 조용히 나온 깨달음의 말이다. 오키 씨가 노인에게 "올바른 생활태도란 무엇인가요?"라고 질문했을 때의 답이다. 사형을 앞두고 조용히 정좌한 채 명상하던 노인은 "피할 수 없는 운명이라면, 사형 또한 즐겁다"고 온화한 미소로 말하여 일본 청년을 경악시켰다.

"신을 알고 싶은 것 같군……".

"예."

"심신을 깨끗이 하고, 마음의 눈을 뜨기 위해서는 실행해야 하는 일이 많지만, 자네가 가장 먼저 실행해야 하는 것은 첫째로……."

"웃음과 감사가 신을 아는 첫 번째 길이다. 두 번째 길은 자기만의 방식으로 해석하지 않는다. 그것은 지식으로 얻은 '신'이라는 믿음의 관념……."

우주가 신이고, 사람은 삶을 얻는다
—

오키 씨는 수행을 통해 이런 깨달음을 얻었다. "우주 자체가 신이므로 현상의 모두가 신의 마음이다. 젊은이에게는 자연이라는 말을 사용하는 편이 알기 쉬울지도 모르겠군. 자네는 살아 있는 게 아니라, 삶을 부여받은 것이라네."

다음은 앞 이야기의 후일담이다. 지하 감옥에 갑자기 노인의 동료인 약 30명의 기마단이 급습했다. 그리고 오키 씨와 노인을 구출했다. 마치 활극영화 같은 전개다. 그들의 은신처에서 동료의 입을 통해 노인이 알 호세이니사라는 고명한 이란 종교계의 지도자라는 사실을 알았다. 《명상요가입문(瞑想ヨガ入門)》 노인과의 만남이 오키 요가의 진수를 만들어냈다고 해도 과언이 아니다.

최근 요가가 인기인데 요가의 어원은 고대 산스크리트어로 '잇다'

라는 뜻이다. 무엇과 무엇을 잇는가? 바로 우주와 인간을 잇는 것으로, 잇는다는 것은 일체화다. 불교 사상에서 말하는 대아와 소아를 하나로 합친 것이 바로 깨달음이다.

자연치유력 스위치 온

성경에 '신은 스스로 돕는 자를 돕는다'는 말이 있다. 불전에도 '타력본원', '자력본원'이라는 개념이 있다. 타력이란 우주의 법이라는 뜻이고, 자력이란 자기의 법이라는 뜻이다. 타력본원이란 우주의 법에 따라 살아있는 자기를 깨닫는 것이며, 자력본원이란 자기의 법 즉, 자기노력으로 살아가는 것을 의미한다. 타력과 자력, 이 수레의 양쪽 바퀴로 '본원성취'하여 인생에서 궁극의 경지에 이르는 것이다. 동서양 모두 같은 진리를 다른 말로 표현한 것에 불과하다. 굳이 종교적 사례를 든 것은 스스로 '삶을 부여받았다', '우주(신)의 일부다'라는 진리를 체득하지 않는 한 자연치유력의 스위치는 좀처럼 켜지지 않기 때문이다.

생로병사를 불교에서는 사고(四苦)라고 한다. 이것은 곤혹, 불안, 공포의 씨앗이 된다. 곤혹, 불안, 공포……사고팔고(四苦八苦, 온갖 고생을 함-옮긴이)는 아보 도오루 교수의 '면역학' 관점에서 말하면 교감신경의 긴장상태다. 아드레날린이 분비되어 더욱더 불안과 공포가 심해지는 악순환이다. 한편 면역력(생명력)의 지표인 림프구(NK세포)는 기능을 정지하고 암이나 감염증이 몸을 좀먹기 시작한다.

회심과 감사와 웃음이 암을 극복한다

———

안심입명(安心立命), 나날이 즐겁고 평온하다. 종교적 달관의 경지란 그런 것이다. 또한, 이 정도 경지에 이르지 않으면 진정한 병의 치료는 없다. 실제 암 환자의 모임인 '암 환자학 연구소', '이즈미회' 등에서 암을 자연적으로 치료하여 완전히 치유한 환자는 예외 없이 거의 이 경지에 달한 사람뿐이다. 이들의 체험기를 읽으면 모두 공통으로 무언가 회심의 순간을 얻은 상태다. 그것은 실로 하늘의 계시라고 해도 좋을 것이다.

Weller Than Well! '암 환자학연구소' 대표 가와타케 후미오 씨는 "암에 걸려 정말 다행이다"라고 말한다. 왜냐하면, 암이 새롭게 빛나는 인생의 문을 열어 주었기 때문이다. 암에서 살아 돌아온 사람이 모두 예외 없이 "암에 걸리길 잘했어", "암에 감사하고 있다"며 저마다 웃는 얼굴로 말한다.

앞서 말한 알 호세이니사의 말을 상기하길 바란다. 암에서 살아 돌아온 사람은 모두 신에게 다가간 사람이다.

한편 반대인 사람도 있다. 바로 병원, 의사, 약을 숭배하는 사람이다. 어쨌든 현대의학에 도움을 청하고 지푸라기라도 잡으려는 사람이다. 가와타케 씨는 "그런 사람은 암이 낫지 않는다"고 고개를 젓는다. 그곳에는 언제나 불안과 공포가 있기 때문이다. 게다가 두려운 항암제 등 독 약물의 투여 때문에 암과 싸우는 NK세포가 적어진다. 다른 병도 마찬가지다.

'남에게 의지하지 마라, 자신에게 의지하라.'

자신을 살리는 우주의 힘을 신뢰할 때 체내에서 표면화되는 것이 바로 자연치유력이다. 이 진리에 따라 우리 주변에 넘치는 다양한 약들을 재평가하자.

3장

먹을수록 나빠지는
위장약

약 복용을 멈추고 위를 쉬게 한다.

단지, 그것만으로도 위 점막은 급속히 복원되어

원래대로 돌아간다.

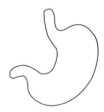

위장약

가슴 통증, 위 트림, 위 통증의 원인은 위장약

위장약을 먹을수록 위는 나빠진다

"위장약을 먹으면 먹을수록 위는 나빠진다." 이것은 100만 부를 돌파한 베스트셀러 《병에 안 걸리고 사는 법(病気にならない生き方)》에서 신야 히로미 씨가 한 말이다. 신야 씨는 "일본인은 선뜻 약을 먹습니다. 하지만 약은 모두 기본적으로는 몸에 독이라는 사실을 기억하길 바랍니다"라고 말한다.

그는 30만 건 이상의 위장을 내시경으로 검토해 온 세계적인 권위자다. 방대한 임상결과로부터 도달한 결론은 건강한 사람의 위장은 아름답고 건강하지 않은 사람의 위장은 아름답지 않다는 것이다.

그는 그것을 사람의 모양(인상, 人相)에 비유하여 위의 모양(위상, 胃相)과 장의 모양(장상, 腸相)이라고 한다. 이들의 모양이 좋은 사람은 심신 모두 건강하고 반대로 모양이 나쁜 사람은 심신의 어딘가에 문제가 있다고 한다.

그러므로 '위약을 먹으면 위는 나빠진다'는 말은 위의 모양이 나빠지고 더러워진다는 뜻이다. 흔히 위약 광고에서 '가슴 쓰라림, 위 트림, 팽만감에……'라는 관용구를 사용하는데, 그 원인은 즐겨 먹는 위장약이다.

제산제 때문에 미균이 오래 산다

위장약의 첫 번째 해로움은 제산제다. 위장약에 배합된 제산제가 위산을 중화하여 산성을 억제하는 작용을 한다. 그러나 위에는 음식물과 함께 미균도 들어온다. 그 수는 3,000억~4,000억 개라는 방대한 수에 달한다.

우리가 대량의 미생물을 삼켜도 아무렇지 않은 것은 위장약에 포함된 강산이 대부분의 미균을 살균하기 때문이다.

"몸을 지키는 데 필요 불가결한 위산을 약으로 억제하면 어떻게 될까요? 위를 통과한 미균 중에 독성이 강한 것이 있으면, 설사나 다양한 병을 일으키고 말겠지요." (신야 히로미)

위장약의 해로움은 그 밖에도 많다.

소화불량, 미네랄 결핍, 빈혈

———

두 번째 해로움은 "위산의 분비를 억제하면 소화효소를 활성화하는 펩신이나 염산이 부족하여 소화불량을 일으키고 만다"라고 신야 씨는 말한다. 소화불량을 없애려고 먹는 위약이 소화불량을 일으킨다니, 이것 또한 익살스러운 블랙 코미디다. 세 번째 해로움은 충분한 위산이 없으면 철이나 칼슘, 마그네슘 등의 미네랄 흡수가 방해를 받는다고 한다. 위궤양이나 위암 수술을 받은 환자에서 실제 예를 찾을 수 있다.

"그들은 반드시 빈혈을 일으킨다. 왜냐하면 위를 절제해서 위산이 분비되지 않기 때문이다."

위 절제 ⇨ 위산격감 ⇨ 미네랄 흡수억제 ⇨ 빈혈증이라는 경로를 밟는다. 함부로 위를 절제하는 수술을 받으면 안 된다.

악옥균(惡玉菌, 몸에 나쁜 균)으로 장 부패, 면역력 저하

———

네 번째 해로움을 신야 씨는 이렇게 말한다. "위산을 억제하면, 장 속의 세균 균형이 무너져 면역력이 저하됩니다. 인간의 장 속에는 300가지, 약 100조 개나 되는 방대한 수의 장내 세균이 서식하고 있습니다. 실로 장 안은 세균들의 소우주……."

세균은 비피두스균 같은 선옥균과 웰시균 같은 악옥균도 포함한다. 대다수를 차지하는 것은 중간균이라고 부르며, 선옥도 악옥도 아닌 균군이다. 이들은 선옥균이 늘어나면 선옥균으로, 악옥균이 늘어나면 악옥균으로 변하는 성질을 가지고 있다. 그래서 선옥균과 악옥균의 균형이 장내 환경의 좋고 나쁨을 결정한다. 위장약을 복용하면 위산분비가 부족해진다.

"소화효소가 활성화되지 못하고 음식은 소화불량 상태로 장으로 나갑니다. 그래서 본래라면 장에서 소화 흡수될 음식이 소화불량으로 장내에 남습니다. 인간의 장내 온도는 대략 37도로 이것은 한여름의 더위에 필적합니다. 그런 환경에 음식 찌꺼기가 남아 있으면 당연히 부패와 이상 발효가 일어납니다. 이에 따라 장내에서는 악옥균이 이상 번식하여 면역력이 저하됩니다. 이런 곳에 위에서 막지 못했던 미균이 들어오므로 상태가 나빠지지 않으면 오히려 신기하겠죠." (신야 히로미)

위 점막이 얇어지면 피로리균이 증식

다섯 번째 해로움은 다음과 같다. 위 점막에는 융모라는 작은 돌기가 있다. 그곳에서 위산을 분비한다. 위산을 억제하는 위약을 계속 먹다 보면 융모의 기능이 저하되어 점점 짧아진다. 점막위축이라는 현상인데, 진행될수록 위 점막이 얇어져 염증을 일으키고 위축성 위염으로 옮겨 간다. 그렇게 약해진 위는 피로리균이나 세균의 온상이 된다.

신야 씨는 "점막의 염증을 악화시켜 마지막에는 위암을 일으키고 맙니다"라고 말한다. 결국, 위장약의 일상적인 사용은 위암으로 발전하고 만다.

일본 위암 환자의 90퍼센트에서 피로리균 감염이 확인된다. 50세 이상의 일본인 감염률은 60~70퍼센트다. "피로리균 감염이 반드시 암 발생으로 직결되는 것은 아니지만" 하고 양해를 구하면서도 신야 씨는 "피로리균의 증식을 방지하기 위해서라도 제산제를 포함한 위장약 복용은 가능하면 삼가는 편이 좋다"고 지도한다.

이 5가지를 근거로 신야 의사는 이렇게 결론짓는다. "위장약을 먹으면 먹을수록 몸은 손상된다."

폭음, 폭식, 담배, 커피를 주의해라
——

그럼, 어떻게 하면 좋을까? 신야 씨의 대답은 명쾌하다. "위장약이 필요한 가슴 쓰라림이나 팽만감이 일어나지 않도록 하면 된다." 가슴 쓰라림은 식도에 위산이 역류하면서 생긴다. 원래 식도 안은 알칼리성으로 산에 약하다. 그러므로 "평소에 사람은 위산이 올라오면 무의식중에 알칼리성 침을 삼켜서 역류한 위산을 씻어내고 있다"고 한다.

그러나 과식, 소화불량 등 침으로 씻을 수 없을 만큼 위산이 올라올 때도 있다. 이 때 식도에 '미란'이라는 할퀸 상처 같은 짓무름이 생긴다. 그곳에 위산이 닿으면 상처 부위에 알코올을 바르는 것과 같은 통증과 불쾌감을 수반하는 가슴 쓰라림이 발생한다. 그리고 위장약을 먹으면 가슴 쓰라림이 싹 사라지는 느낌은 역류하고 있던 위산이 억제되기 때문이다. 별거 아니다. 모든 원인은 '과식'에 있었다.

"가슴 쓰라림을 방지하기 위해서는 위 안의 것이 역류해 오지 않도록 (중략) 폭음폭식과 담배, 알코올, 커피 등을 금해야 한다."

가장 중요한 것은 배불리 먹지 않고 60퍼센트 정도만 먹는 소식과 절식을 하는 것이다. 위 상태가 나쁘면 위를 쉬게 하는 쁘띠 단식(주말에만 단식하는 것)을 권한다.

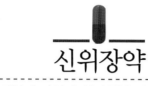

신위장약

절식과 단식이 위장회복 최고의 방법

'위 점막을 복원한다'의 거짓

여배우가 나오는 TV 광고로 '신(新)'을 붙인 이 위장약은 일본에서 가장 유명한 위장약이라 할 수 있다. 몇 번이나 모델을 반복하여 변경했다. 시험 삼아 신제품을 사봤다. (표4)

이 약의 선전 문구는 이렇다. '거칠고 손상된 위 점막을 복원하고 정상적인 상태로 조절하는 본래의 효능에 덧붙여 위 운동을 촉진하는 생약성분이 작용하여 약해진 위를 건강하게 만드는 위장약입니다.' (첨부문서) 대부분 사람은 이 효능 설명서를 읽고 "과연 그렇군!" 하며 믿을 것이다.

표4 ■ 상처 입은 위의 점막을 복원하는 약은 없다

성 분 · 분 량 (6 정 기 준)

메틸메티오닌설포늄염화물(MMSC)·························150.0mg
수산화마그네슘····································100.0mg
탄산수소나트륨····································900.0mg
침강탄산칼슘·····································1200.0mg
스코폴리아추출액 3배산·····························90.0mg
(스코폴리아추출 약으로 30.0mg)
창출건조엑기스···································50.0mg
(원생 약으로 환산하여 500.0mg에 해당)
Powdered swertia herb····························30.0mg
비오지아스타제2000································24.0mg
리파아제AP12····································15.0mg

[첨가물] 히드록시프로필셀룰로오스(hydroxy propyl cellulose), 경화유, 카르복시메틸셀룰로오스(carboxy methyl cellulose) Ca, 옥수수 전분, 스테아린 산, 스테아린산 글리세린, 스테아린산 폴리옥실, 셀락, 탈크, 계피, 폴리비닐알코올, 셀룰로오스, L-멘톨, 이산화규소, 덱스트린

자유치유력으로 위가 회복

그러나 위의 내용은 기본적으로 틀린 말이다. 손상된 위 점막을 회복시키고, 정상적인 상태로 조절하는 것은 결코 약이 아니라 인체가 가진 자연치유력이다. 예를 들면 잘못하여 손을 베었다고 치자. 상처는 차츰 회복되어 피부는 정상으로 돌아간다. 그리고 흉터도 눈에 띄지 않을 만큼 피부표면은 원상태로 돌아간다. 이 기적을 행할 수 있는 것은 인체가 가진 치유력밖에 없다. 아무리 약으로 발버둥쳐도 불가능하다.

자연치유력을 통해 거칠어져 손상된 위 점막을 복원시키고 정상적인 상태로 조절하기 위해서는 어떻게 해야 할까? 위장약을 먹는다? 그렇지 않다. 약 복용을 멈추고 위를 쉬게 한다. 단지, 그것만으로도 위 점막은 급속히 복원되어 원래대로 돌아간다. 위를 정상적으로 만드는 것은 효능을 강조한 약 성분이 아니라, 자연치유력이다.

먹지 않는 것이 건강의 비결

위장약의 효능 설명서는 다음과 같이 이어진다. '매 식후 하루에 세 번 복용하면 위가 건강해져 체함, 메스꺼움, 위 답답함, 위 통증 등의 불쾌한 증상이 치료됩니다.' 이 부분도 잘못되었다. 당신은 위장약을 매일 세 번 꼬박꼬박 먹을 필요가 전혀 없다. '체함, 메스꺼움, 위 답답함, 위 통증' 등의 최대 원인은 과식이다.

내가 스승으로 모신 오키 마사히로 씨는 "먹을 궁리가 아니라, 먹지 않을 궁리를 해라"라고 단언했다. 그리고 "빈속을 즐겨라"라고 딱 잘라 말했다. 이 진리를 증명하는 과학데이터도 그 후 속출하고 있다.

- 배불리 먹지 않고 70퍼센트 정도의 음식물만 섭취한 원숭이 무리를 15년간 관찰한 결과 사망률이 배부르게 먹은 원숭이 무리의 1/2이었다. (미국 국립위생연구소의 마크 레인들)
- 배불리 먹지 않고 60퍼센트 정도의 음식물만 섭취한 쥐 무리는 배

부르게 먹은 쥐 무리보다 2배 이상 오래 살았다. (미국 코넬대학의 클라이트 J. 막케이)

소식 또는 단식으로 생체의 치유력과 배변활동이 월등히 증가한다. 먹지 않으면 면역력이 놀랍게 상승한다고 한다. 거칠어진 위의 점막이 순식간에 복원되어 완전히 회복한다. 위가 불쾌한 증상을 고치려면 안 먹으면 된다. 이것이 최선의 치료법이다.

위장약의 '효능 설명서'는 처음부터 잘못되었다. 그러나 약물 애용자는 매일 식후에 세 번 먹으면 위가 건강해진다고 굳게 믿고 있다. 체함, 메스꺼움, 위 답답함, 위 통증도 유효성분이 고쳐준다고 100퍼센트 신뢰하고 있다. 매스컴을 통한 광고의 세뇌는 두려워할 만하다. 애당초 위장약으로 '위의 건강을 유지한다'는 발상 자체가 잘못되었다.

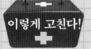
이렇게 고친다! 노화방지의 최신연구는 표준량의 80퍼센트 정도 먹는 것보다 50~60퍼센트 정도만 먹는 것이 이상적인 장수법이라는 것을 증명했다. 게다가 '단식'이 최선의 치료법이라는 사실도 증명했다. 야생동물은 본능으로 이것을 실시하고 있다. 그들을 본받자.

H₂블로커 위장약

H_2블로커 위장약

엄청난 부작용 : 발기부전, 정자급감, 불임증 등

부작용이 강해서 판매 시 설명 첨부

TV 광고에서 오늘도 큰 소리로 외치며 파는 약이 있다. 주간지를 펼쳐도 일면에 광고가 실려 있다. 최근 가장 많이 볼 수 있는 위장약이다. 시험 삼아 이 약을 약국에서 사려고 하니 "약사의 설명을 듣지 않으면 구매할 수 없습니다"며 다른 계산대로 안내하였다. 약사회의 지침으로 이 약은 특별취급이라고 한다. 백의를 입은 중년남성 약사가 파일을 펼쳐 설명한다.

"어디가 안 좋으신가요? 의사에게 치료받고 있나요?"

매우 건강하다고 대답했다. 그러자 "이 약이 아니라, 보통 위장약으로 시작하는 편이 좋아요"라고 한다. "이것은 강하게 위산분비를 억제하니까요."

"무섭군…… 부작용도 여러 가지 있나요?"

"있습니다"라고 딱 잘라 말한다. 무엇에 효과가 있는 걸까? 상자에는 '위 통증, 가슴 쓰라림, 체함, 메스꺼움'이라고 적혀 있다. '1회 1정 10mg'이 적정 용량이다.

의학 전문서인 《약의 입문서(薬の手引き)》에 따르면, H_2수용체 억제제는 가스터라고 부르며 이 같은 시판약이 약 100가지나 있어 매우 놀랐다. 엄청난 과당경쟁이다. 그중에서도 광고를 하는 위장약은 많이 팔릴 것이다. 가슴 쓰라림을 억누르는 메커니즘은 '위산의 분비를 촉진하는 물질(히스타민 H)의 기능을 강력하게 억제하는 작용에 의한다.' 《약의 입문서》 위산을 꾹 억누르는 것이다.

두려운 부작용군

———

그러나 위산 분비는 정상적인 생리반응이다. 이것을 강력히 억제한다면 강력한 독성이 있다는 것이다. 그 독은 'H_2수용체'뿐만 아니라, 전신의 다양한 생리활동도 억제한다. 그러므로 부작용도 대단하다.

① 피부(발진, 발적, 가려움, 부기), ② 순환기(맥이 고르지 못함), ③ 정신신경계(정신이 아찔해지는 느낌), 소아의 경풍(경련), ④ 그 외(기분이 나쁘다, 나른하다, 열이 나서 목이 아프다 등 상태 이상), ⑤ 쇼크(두

드러기, 부기, 가슴이 답답하고 얼굴이 창백, 손발이 차갑다, 식은땀, 숨참), ⑥ 스티븐스 존슨 증후군 등(고열을 수반한 발진·발적, 화상 상태의 물집 등, 심한 증상이 전신의 피부, 점막에 출현), ⑦ 횡문근융해증(손발이나 몸의 근육이 아프고 경직됨, 소변이 적갈색), ⑧ 간 기능장애(전신의 나른함, 황달 등), ⑨ 신장 기능장애(발열, 발진, 전신의 부기, 혈뇨, 전신의 나른함, 관절통, 설사 등), ⑩ 혈액장애(목의 통증, 발열, 전신의 나른함, 잇몸의 출혈, 코피, 푸른 멍 등)

의약품첨부문서에는 이상과 같은 증상(부작용)이 나타나면 '복용을 중지하고 첨부문서를 가지고 의사 또는 약사에 상담'하도록 지시하고 있다. ①에서 ⑩까지 대충 훑어 보길 바란다. 당신은 겨우 '위 통증, 가슴 쓰라림, 체함, 메스꺼움'을 고치기 위해서, 이처럼 무서운 위험을 견딜 용기가 있는가? '예'라면 그것은 이미 '광기'다. 왜냐하면, '위 통증, 가슴 쓰라림……' 등은 절식으로 거짓말처럼 금세 사라지기 때문이다. 사용상 주의사항에 다음 사람은 사용금지라고 적혀 있다. '(다양한) 병을 치료 중인 사람', '15세 미만, 80세 이상', '임산부 또는 임신 가능성이 있는 부인 및 수유 중인 부인.' 아마 독성이 강해서 큰 부작용이나 유산, 선천이상(기형) 등의 우려가 있기 때문일 것이다.

발기 장애, 정자 급감
———

"위장약 중에도 뜻밖의 부작용이 있는 것도 적지 않습니다." 신야 의사는 저서《병에 안 걸리고 사는 법》에서 거듭 주의를 촉구한다. "H_2블로커계의 위약을 남성이 일상적으로 사용하면, 발기 장애를 일으킬 가능성이 있습니다"라니 충격이다. 게다가 "발기부전이 되지 않더라도 정자 수가 급격히 감소한다는 데이터도 나와 있다"고 한다. 그밖에도 성욕 감퇴, 불임증이 연쇄적으로 따라올 것이다. 최근 무성욕, 초식계로 불리는 남자들이 증가하는 배경에는 이런 생각지도 못했던 이유도 있다.

신야 씨는 말한다. "최근 몇 년 동안 문제가 되고 있는 남성의 불임 원인 중 하나는 여러 가지 강한 제산제 복용이라고 해도 과언이 아니다." "위산과다라는 사고방식 자체가 잘못됐다." "위산은 건강을 유지하기 위해서 나오는 것이다. 몸의 구조를 무시하고 약을 먹는 것은 글자 그대로 치명적인 위험으로 이어진다."《병에 안 걸리고 사는 법》그는 "내시경으로 위장을 보는 것만으로 그 사람의 건강상태나 생활습관은 물론, 때로는 수명까지 알아차린다"고 한다. 세계 굴지의 위장전문의가 단언하고 있으므로, H_2블로커라며 광고하는 위장약은 먹지 않는 편이 좋다.

이렇게 고친다! 위 통증, 가슴 쓰라림, 체함, 메스꺼움은 과식이 원인이다. 먹지 않으면 바로 낫는다. 야생동물은 그렇게 고치고 있다. 소화기가 피로한 것이므로 먹지 않고 쉰다. 그러면 자연치유력으로 깨끗이 낫는다. 약물의 효능 설명서에는 '식사를 거르는 것은 위장 건강을 해칩니다'고 적혀 있다. 이것은 악질적인 거짓말이다.

4장

감기약은
먹지 마라!

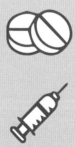

치유반응을 멈춰선 안 된다.
왜냐하면 감기의 여러 증상은 모두 신체가 병원체와 싸워
정상으로 돌아가려는 치유반응이기 때문이다.

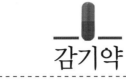

감기약

치유반응을 억제해서 만성으로 만든다

안정되면 면역력으로 낫는다

"좀 감기 기운이 있어서……."

"감기로 쉬겠습니다."

감기는 코, 목, 기관지 등의 점막에 일어나는 염증성 병의 총칭이라고 사전에 쓰여 있다. "바이러스 상기도염에 의한 것이 많지만, 일반적으로 인플루엔자와 구별한다. 대부분은 피로, 한랭 등의 스트레스 자극과 관계가 있다. 두통, 미열, 불쾌감, 상기도염, 비염, 각종 알레르기 증상, 때로는 위장장애 등의 증상도 있지만, 2차 감염이 없으면 안정만 취해도 병이 좋아진다."

간단히 말하면 감기는 바이러스 같은 병원체에 의한 대표적인 감염증이다. 병원체가 증식하면 면역세포(과립구)가 활성산소를 방출하여 공격한다. 활성산소란 알기 쉽게 말하면 화염방사기다. 강렬한 산화작용으로 바이러스를 죽인다. 화염은 스스로 조직의 일부도 공격하고 만다. 그래서 통증, 열, 부기 등이 생기는데 그것이 염증이다. 이런 증상도 면역반응에 의한 자연치유의 현상이다. 이와 함께 감기에 걸렸을 때 체내에 약 2~3일이면 병원균이나 바이러스 등 '항원'에 대한 '항체'가 생성된다. 항체는 항원과 결합하여 항원을 무력화시켜 체외로 배출한다. 감기에 걸려도 수일 내로 면역력은 병원체를 섬멸한다. 그래서 안정만 취해도 병이 좋아진다. 감기의 여러 증상도 한번 스쳐가는 것에 불과하다.

표5 ■ 기침, 열, 재채기는 치유반응. 약은 감기를 만성으로 만든다
출처 《안녕, 감기약(さらば、かぜ薬)》 우스다 도쿠노부

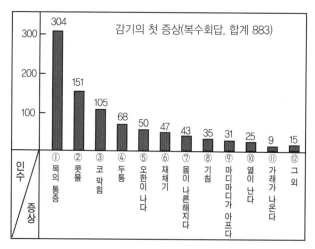

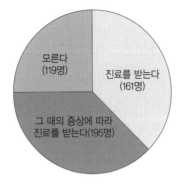

질문 '감기일 때 의사에게 치료를 받는가?'의 답

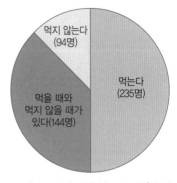

질문 '감기일 때 시판약을 먹는가?'의 답

■ **종합감기약은 무서운 부작용 덩어리**
출처 《약은 독이다》 다무라 도요유키

조성(3정 기준)	
스루피린 염산메칠에페드린	250mg
페나세틴	75mg
무수카페인	40mg
말레인산클로르페니라민	2.5mg
dl-염산메칠에페드린	16.5mg
인산디히드로코데인	5mg
티아민다이설파이드	6mg
리보플라빈	3mg
헤스페리딘	25mg
글리시리진산디칼륨	10mg
노이시린	75mg

치유반응을 멈추면 안 된다

시판 감기약은 감기를 고치지 못한다. 제약회사도 오래전부터 이 사실을 알고 있다. 그래서 광고에서 '감기를 고친다'고 하면 위법이다. 광고와 약 상자의 '효능 설명서'에도 '감기의 여러 증상을 완화합니다'라고만 적을 수 있다. 이 여러 증상(표5 그래프)이 나타나면 대부분의 사람은 "아, 감기다! 약으로 고쳐야지"하며 감기약을 먹는다. 조사대상의 80퍼센트가 '시판 감기약을 먹는다'고 답변한다. '감기약을 먹지 않는다'는 대답은 약 20퍼센트에 불과하다. (표5 중간 오른쪽) 또 감기에 걸렸을 때 의사에게 진료 받는 사람은 75퍼센트였다. (표5 중간 왼쪽) 75~80퍼센트의 사람이 감기약과 의사에 의지하고 있다. 일본인의 약 신앙, 의사 신앙에는 그저 기가 막힐 따름이다.

"병이란 신체가 정상으로 돌아가려는 현상이다"라는 요기 씨의 말을 기억하길 바란다. 아보 교수는 이런 증상을 치유반응이라고 부른다. "치유반응을 멈춰선 안 된다. 왜냐하면, 감기의 여러 증상은 모두 신체가 병원체와 싸워 정상으로 돌아가려는 치유반응이기 때문이다. 여러 증상을 완화한다는 것은 감기의 치유반응을 멈추는 것과 같다."

감기약 때문에 나빠지고 만성으로 변한다

감기의 여러 증상은 모두 치유반응이므로 의미가 있다. 이러한 증상을 약의 독작용으로 멈추면 감기 회복에 브레이크가 걸려 병이 굳어져 원래 급성질환인 감기가 만성으로 변한다. 만성 기관지염, 만성 축농증, 만성 두통, 만성 기침, 폐렴…… 등등.

약물요법은 증상만을 억제하는 대증요법이며 치유와 역방향으로 작용하는 역증요법이다. 감기의 여러 증상의 의미는 다음과 같다.

① 목의 통증 : 목을 쉬라는 신호

② 콧물 : 병원 바이러스 등을 배설하는 행위

③ 코 막힘 : 콧물이 많이 나오기 때문에 당연

④ 두통 : '움직이지 마', '누워 있어라'라는 신호

⑤ 오한 : '몸을 따뜻하게 하고 쉬어라'

⑥ 재채기 : 병원체 등을 몸 밖으로 몰아냄

⑦ 몸이 나른하다 : '누워 있어라'라는 지시

⑧ 기침 : 재채기와 같음

⑨ 마디마디가 아프다 : '움직이지 말고 천천히 쉬어라'

⑩ 열이 난다 : 병원균 등을 약화시켜 면역력을 활성화

⑪ 가래가 나온다 : 기침, 재채기와 같은 배설현상

약사법 위반의 감기약 광고

ㅡ

감기를 약으로 억제하면 감기의 회복이 늦어지는 것은 아이라도 알 것이다. 그러나 광고 등으로 세뇌 당한 대부분 소비자는 감기에 걸리면 반사적으로 감기약을 먹는다. 감기를 고친다고 광고하면 위법이며 약사법 위반으로 검거된다. 그러나 제약회사는 교활하다. "감기, 빨리 치료하세요!" 소녀가 감기약을 한 손에 들고 미소 짓고, 소비자는 그 약이 빨리 낫게 해 준다고 잘못 인식한다. '빨리 고치고 싶

은 감기에 XXX!' 같은 표현도 마찬가지다. 사실 이런 광고는 약사법 위반 광고다. 일본 약사법은 '명시적인지 암시적인지를 불문하고 허위 또는 과대기사를 광고하고 기술하거나 유포해선 안 된다'고 규정하고 있다. (제66조)

그러나 대형 제약회사가 약사법 위반으로 검거되었다는 이야기는 듣지 못했다. 매스컴의 고발조차 없다. 그들의 정치력은 절대적이다.

앰풀 감기약 때문에 사망자 속출

여러 증상의 완화로 감기가 길어지기만 한다. 이들 '완화'란 감기약에 배합된 독물의 독작용에 의한 생리반응이다. 약은 독이라는 진리를 잊어선 안 된다. "최근의 약은 정말로 잘 듣는 것이 많다. 주작용이 강하지만, 그만큼 반드시 부작용도 강하다."《약은 독이다》

이 책의 저자 다무라 교수(약리학)는 약의 이면을 숙지하고 있다. 그는 단언한다. "감기를 치료하는 약은 하나로써 존재하지 않는다. 여기서 등장하는 것이 '종합'이라는 문자를 덧붙인 복합제다. 모든 감기 증상을 개선하는 인상을 주지만, 사실은 큰 함정이 있다." 다무라 교수는 시판 종합감기약의 예를 든다. 감기약에 가장 많이 배합하는 스루피린은 해열진통제의 일종이다. 1960년대 대량 광고로 판매한 앰풀 감기약에 배합되어 있었는데, 이것을 먹고 갑자기 사망한 희생자가 속출했다. 피린제 투여에 의한 쇼크사다.

"피린제의 대량 투여와 남용은 혈관확장을 수반한 혈관의 이상을 초래한다. 그 결과 혈압저하가 발생해서 뇌의 혈류량 감소로 의식불명, 기관지 모세혈관 투과성의 항진으로 부기, 호흡곤란, 전신의 혈류량 감소, 냉증 등의 증상이 생긴다. 간장의 약물분해, 신장의 약물배설의 기능은 저하하고 쇼크 증상은 계속 지속된다.”

'종합××약'은 상승작용이 두렵다
———

다무라 교수는 이어서 말한다. “스루피린(진통제)은 위장장애, 골수장애, 심장의 근육 괴사 등 중요한 부작용을 초래한다. 이 약을 내장이 약해진 사람이나 노인, 임산부가 먹는 것은 위험하다. 또 항비타민제 말레인산성클로르페니라민은 신경장애, 피부장애, 소화기장애를 불러일으키고, 염산메칠에페드린은 소화기의 활동 억제, 불면과 현기증 등의 정신장애의 부작용을 가지고 있다.” 게다가 이 복합제를 같이 먹으면 부작용이 강화된다고 한다. 다제병용의 공포다. 종합위장약과 같다고 할 수 있다.

감기약과 라이증후군 때문에 사망
———

감기약의 특이한 부작용에 라이증후군이 있다. 라이증후군은 1963년 오스트레일리아의 병리학자 라이 박사가 원인불명의 새로운 소아 질환이라고 발표했다. 그 후 살리실산제제의 해열제와 관련이

있다는 사실이 판명되었다. 특징은 이렇다. "……감기, 수두 등에 걸렸을 때, 일단 좋아졌다가 갑자기 구토 하거나 흥분상태로 꽥꽥거리거나 물건을 내던지는 현상이 나타나다가 이어서 의식이 사라져 짧은 시간에 사망하고 만다."《안녕, 감기약(さらば,かぜ薬)》희생자를 해부하면 뇌가 부풀어 있고 간장은 노란 색으로 변색되어 있고 신장도 새하얗게 변한 상태다. 이런 이상한 증상은 감기약에 배합된 해열제 때문에 발생한 것이다.

"살리실산계 해열제와 라이증후군과의 인과관계가 명백해지자 미국에서는 의사와 국민에게 아스피린계의 해열제를 수두나 인플루엔자에 사용하면 라이증후군에 걸리기 쉽다는 경고문을 발표하였다. 이런 조치에 따라 미국에서는 이 약의 사용이 영유아를 중심으로 감소하여 그 결과 라이증후군의 발생이 격감했다."《안녕, 감기약》

2008년 1월, 시판 감기약은 큰 부작용이 일어날 위험이 있다며 FDA(미식품의약국)는 2살 미만의 소아에게 투여금지를 권고하고 있다. 드물지만 시판약으로 말미암은 사망이나 경련, 심장의 두근거림, 의식 레벨의 저하 같은 부작용을 보고 받았기 때문이다. 게다가 6살 미만의 아이에 대한 효과를 입증할 연구 성과가 없어 사용하면 안 된다고 한다.

배뇨장애의 범인도 감기약이었다
———

최근 소변이 영 시원치 않은 사람은 '나이 탓'이라고 단념하기 전에 감기약을 의심하는 편이 좋다. 부작용으로 배뇨장애를 일으키는 시판 감기약도 있다. 콧물을 멈추는 성분인 항히스타민 약(클로로페니라민말레산염)이 주의가 필요하다. "이 성분에는 항콜린 작용에 따라 방광의 수축을 억제하는 기능이 있어 소변 배출을 악화시켜 소변 축적이나 빈뇨 등 배뇨장애를 일으킬 위험성이 있다"고 약사인 호리 미치코 씨(의학정보연구소)는 주의를 준다. 〈닛칸겐다이〉 2009. 4. 8

전립선 비대를 앓고 있다면 배뇨 때문에 더욱더 곤란하다. 병이 악화됐다고 착각하여 약의 복용량을 늘리면 부작용이 걱정된다. 호리 씨가 운영하는 약국에 전립선 비대 환자가 약을 사러 왔다. 여느 때보다 약의 복용량이 늘어난 것을 수상히 여겨, "꽃가루 알레르기나 감기약 등 콧물을 억제하는 약을 먹고 있지 않나요?"라고 물었더니 먹고 있다고 한다. 남성은 항히스타민 약을 배합한 감기약을 먹고 있었다. 배뇨장애 등 항콜린 작용을 가진 약물은 감기약 외에 항우울제, 항정신병약, 항파킨슨병약, 항부정맥제 등 많은 약물에 포함되어 있다. 이것을 알지 못하고 배뇨장애 약을 먹으면 약물 장기투여 지옥에 빠지게 된다.

 역시 민간요법보다 좋은 감기치료는 없다. ① 생강(살균 효과), ② 설탕을 탄 칡가루 죽(회복을 신속하게 한다), ③ 마늘(체력향상, 바이러스를 죽이는 효과), ④ 파(해독작용, 바이러스를 죽이는 효과), ⑤ 매실 장아찌(상기도의 자정력, 면역력의 촉진), ⑥ 달걀 술(영양이 있고, 몸을 따뜻하게 만듦), 이 사항을 식생활에 적극 도입하자.

종합감기약

쇼크사, 피부가 너덜너덜해지는 부작용도

감기약을 먹기 때문에 심해진다

"감기는 감기약으로 심해집니다." 아보 교수의 경고는 명쾌하다. 당신은 '감기를 치료하려'고 감기약을 사서 먹는다. 그러나 감기는 그 약 때문에 나빠진다. 그래도 당신은 종합감기약을 먹을 것인가? "소염진통제를 비롯한 감기약은 모두 교감신경 자극약입니다. 림프구가 싸우는 시기에 소염진통제를 먹으면 림프구의 전력이 꺾여 감기를 악화시키므로 먹는 것을 그만둡시다. 아세트아미노펜계의 해열약(카로나르와 사리돈)은 과립구가 늘어 화농성의 염증을 악화시키는 일도 있습니다."《약을 끊으면 병은 낫는다》

"콧물, 코 막힘에……!"

이런 광고로 친숙한 감기약이 있다. 이름부터가 코 막힘이 쏙 나을 것 같다. 게다가 열에 효과가 있다고 겉 상자에 적혀 있다. 특징은 '빨리 녹는 액체 in 캡슐'이다. 첨부문서에 효능으로는 '감기의 여러 증상(콧물, 코 막힘, 재채기, 발열, 두통, 오한, 기침, 가래, 목의 통증, 관절통증, 근육 통증)의 완화'라고 적혀 있다. 그러나 여러 증상은 몸이 나으려는 치유반응이다. 따라서 이를 멈추는 것은 본래의 감기 치유를 멈추는 것이다. 그것을 기억하길 바란다. 이런 증상이 나타나면 "몸이 나으려고 한다!"며 감사하고 안정을 취하며 느긋하게 쉬는 게 중요하다. 인간의 몸은 2, 3일이면 회복하게 되어 있다. 그런데 감기약으로 치유반응을 억누르기 때문에 감기가 낫지 않는다.

공포영화인가! 중독성 표피괴사증

———

종합감기약의 '부작용'은 다음과 같다.

- 현기증, 두통 : 감기의 두통을 치료하는 약인데 두통에 걸리면 본말 전도다.
- 메스꺼움·구토, 식욕부진 : 메스꺼움이란 기분이 나쁜 상태다. 몸 상태가 점점 나빠진다.
- 발진·발적·가려움 : 감기약의 독물과 다른 물질에 피부가 거부반응을 보이고 있다.

- 배뇨곤란, 얼굴의 달아오름 : 감기약의 독성 성분에 몸이 저항하고 있기 때문이다. 목숨과 관련된 큰 부작용도 있다.
- 쇼크 : 복용 후 바로 두드러기, 부기, 가슴 답답함과 함께 안색이 창백해지고 다리가 차가워져 식은땀, 호흡 곤란 등이 나타난다. 또한, 아나필락시스라고 부르는 급성약물 알레르기로 급사할 수도 있다.

표6 ▪ 감기는 '감기약으로 악화', 부작용에 폐렴도 있다

[성분 · 분량과 기능] 6캡슐 기준

성분	분량	기능
아세트아미노펜	900mg	열을 내려, 통증을 완화 시킴
벨라돈나총알칼로이드	0.3mg	콧물, 코 막힘, 재채기 등의 증상을 억제
염산디페닐피랄린	4mg	
dl-염산메칠에페드린	60mg	기침의 증상을 완화 시킴
인산디히드로코데인	24mg	
염산노스카핀	48mg	
구아이페네신	150mg	가래를 엷게 하여 뱉기 쉽게 함
무수카페인	75mg	해열 · 진통성분의 기능을 높임

[첨가물] 라우릴염산 Na, 글리세린 지방산에스테르, 폴리소르베이트80, 프로필렌글리콜 지방산에스테르, 하이드록시프로필 전분, 젤라틴, 호박화젤라틴, 글리세린, D-소르비톨, 파라벤, 산화타이타늄 등을 함유한다. **(종합감기약의 '첨부문서'에서)**

- 스티븐슨 존슨 증후군(SJS) : 고열로 피부에 점이 생기면서 붉어져 화상 같은 물집과 전신의 피부, 입, 눈의 점막 등에 증상이 나타난다. 피부가 너덜너덜해져서 마치 공포영화처럼 무시무시하다. 다른 이름으로는 '피부점막안 증후군' 또는 '중독성 표피괴사증' 등이 있

다. 아보 교수가 화농성의 염증을 나쁘게 만든다고 경고하는 아세트 아미노펜은 이 종합감기약의 주성분이다. 900mg이나 배합되어 있다. (6캡슐 기준) 놀라운 일이다.

● 간 기능 장애 : 전신이 나른해지고 피부나 눈이 노래진다. (황달)

먹으면 폐렴에 걸릴 가능성도 있다

● 간질성 폐렴 : 감기약을 먹으면 폐렴이 된다! 이것도 웃기는 이야기다. '감기를 치료하지 않아 폐렴이 되면 안 된다'고 생각하여 소비자는 약을 먹는다. 아이에게도 먹인다. 그것이 폐렴을 일으키는 위험이 있다는 건 누구도 생각지 못한다. 그러나 종합감기약을 먹으면 비극으로 이어질 우려가 있다. '헛기침(가래를 수반하지 않는 기침)을 수반하여, 숨참, 호흡곤란, 발열 등이 나타난다'(첨부문서)는 것은 도대체 무슨 말이란 말인가. 감기증상이 심해지는 것뿐이다.

'이 증상은 여러 가지 감기 증상과 구별이 어려운 경우도 있으므로 헛기침, 발열 등의 증상이 심해졌을 때는 복용을 중지하고 의사에게 진찰을 받으세요.'(첨부문서)

기침과 열을 멈추기 위해 종합감기약을 먹는 것인데, 기침과 열이 심해지면 복용을 중지하고 의사에게 가라는 것은 부당하다. 대부분의 환자는 이 차이점을 구별 하지 못하고 계속 종합감기약을 먹을 것이다.

● 천식 : 호흡곤란의 발작이다. 종합감기약이 천식의 계기가 된다.

● 변비 : 감기약 때문에 변비라니, 부작용의 경고에는 적혀 있다.

• 목마름 : 이것도 이상한 부작용이다. '이러한 증상이 계속되거나 또는 증상이 보일 때는 복용을 중지하고, 의사 또는 약사에게 상담하세요'(첨부문서)라고 적혀 있다.

누구나 목이 마르면 입도 마른다. 그것을 감기약의 부작용이라고 알아차리는 사람이 얼마나 있을까? 이처럼 종합감기약의 부작용은 복용하면 반드시 발병하는 위험이 있다. 2, 3일 천천히 쉬면 나을 감기인데도 이런 위험성을 무릅쓰면서까지 애용하는 사람들이 이해가 안 된다.

장바구니는 약으로 산더미
——

대부분의 일본인이 '감기가 낫기' 위해 약국에서 감기약을 구매한다. 나는 검진을 받지 않고 병원에 가지 않는다. 약도 먹지 않는다. 이것을 좌우명으로 삼고 있다. "감기약도 먹지 않나요!?"라고 대부분 사람은 외계인이라도 보는 눈으로 본다. 대중에게 주입된 약 숭배는 이처럼 뿌리 깊다. 병원 숭배는 말할 필요도 없다. '마쓰모토 기요시', '약 히구치'…… 등등. 거리에 약국 체인점이 번성하고 있다. 그러나 나와는 관계없는 공간이다.

이번에 약을 취재하며 처음으로 약국 안을 자세히 둘러보았다. 약의 다양함과 많은 수에 놀랐다. 감기약뿐만 아니라 영양드링크, 비타민제, 한방약, 위장약, 진통제, 연고, 안약, 벌레 물린 데 바르는 약,

합성 샴푸, 화장품, 서플리먼트까지. 그야말로 선반에서 넘쳐 떨어질 것 같다. 각 계산대에는 장바구니를 든 사람의 긴 행렬이 늘어서 있다. 그들은 마치 채소나 식료품을 사듯 바구니에 감기약, 위장약, 영양드링크, 샴푸 등을 가득 넣은 채 줄 서 있다. "이만큼 합성화학물질 상품을 매일 사용하면 몸은 화학물질에 중독되겠군……." 공포의 한숨이 나온다.

안일한 생각으로 감기약을 먹는 것은 병의 입구에 발을 들여 놓는 것이다.

이렇게 고친다! 감기약에는 절대로 손대지 않는다. 가족에게도 먹이지 않는다. "철저히 몸을 따뜻하게 하고, 림프구의 싸움을 응원합시다. 따뜻한 우동에 파나 생강을 넣어 먹고 달걀술이나 매실장아찌가 든 차로 땀을 내고, 몸을 자주 닦고 자면 좋아집니다." (아보 교수)

5장

인플루엔자의
함정

결국 인플루엔자의 유행에는 아무런 법칙성도 없다.

올해는 어떨까 하고 생각해봤자 전혀 예측할 수 없다.

그러므로 예방은 불가능하다.

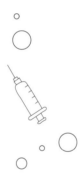

인플루엔자 백신

효과가 없다는 것은 바이러스학의 상식!

'효력이 없습니다' 바이러스학자의 경고

《인플루엔자 백신은 맞지 마라!(インフルエンザワクチンは打たない
で!)》라는 충격적인 제목의 책이 있다. (그림2) 게다가 띠지에는 '바
이러스를 아는 사람들의 상식! 바이러스는 효력이 없다!'고 단호하
게 적혀 있다. 저자는 전 국립공중위생원역학부 감염증 실장이라는
당당한 경력의 소유자 모리 히로코 씨다.

1934년 출생하여 지바대학 의학부를 졸업 한 후, 전염병 연구소
(현 도쿄대학 의과학연구소)에서 바이러스학을 공부했다. 실로 바이러
스 연구에서는 일본 굴지의 권위자다.

그런 그녀가 "인플루엔자 백신은 효력이 없다"고 정부의 대책을 비난하고 있다.

"인플루엔자 백신, 왜 모두 맞는 걸까요? 물론, 효력이 있다고 생각하기 때문이겠지요? 하지만 전혀 라고 해도 좋을 만큼 효과가 없습니다. 이것은 우리 바이러스를 배운 사람들에게는 상식입니다." 《인플루엔자 백신은 맞지 마라!》

"백신이 나쁜 건 아닙니다"라고 모리 씨는 먼저 양해를 구한다. 하지만 인플루엔자 백신 그 자체가 효과 있는 백신을 만들 수 없는 성질을 가지고 있다.

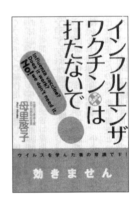

한편 홍역 바이러스처럼 그다지 변형하지 않는 바이러스로 인간에게만 감염되는 바이러스도 있다. 이 경우 효과가 높은 홍역 백신을 만들 수 있다.

그림2 ■ 인플루엔자에는 백신이 효과가 없다!

끊임없이 변이하므로 따라갈 수 없다
——

인플루엔자 바이러스는 사람에게 감염되면서, 끊임없이 변형하는 바이러스다. 게다가 인간뿐만 아니라, 새나 돼지 등 많은 동물에게 감염된다. 이러한 바이러스에 효과 있는 백신을 만들려는 것 자체가 애당초 큰 무리라고 모리 씨는 말한다.

지금까지도 인플루엔자 바이러스에 집단접종으로 효과가 있었다는 보고는 전혀 없다. "1962년부터 초·중학교에서 인플루엔자 백신의 집단접종을 시작하였습니다. 1976년에는 3살부터 15살까지의 아이들에게 예방접종이 의무화되었습니다." 그럼에도 인플루엔자는 전 일본에서 매년 유행했다. 효과가 없다는 것은 관계자 사이에서는 상식이 되어가고 있었다.

　효과는 없는데 놀랄만한 부작용 증상을 보인 희생자가 나타났다. 1979년 군마 현 마에바시 시에서 한 아이가 집단 접종 후에 경련을 일으켰다. 학교 의사와 마에바시 시, 의사회는 명백한 백신의 부작용이라고 판단하고 국가에 인정을 요구했다. 그러나 왠지 신청은 각하되었다. 이런 정부의 대응에 마에바시 의사회는 집단접종 폐지의 결단을 내렸다.

연간 3,000만 개의 거대한 이권

　의사회는 5년에 걸쳐 이 사건을 조사했다. 집단접종을 계속 진행하는 주변의 시와 중지한 시 사이에서 인플루엔자 유행에 차이가 있는지 철저히 비교 조사하였다. 역학조사라는 수법으로 감염증의 원인 규명에 국제적으로 확립된 수법이다. 통칭 〈마에바시 리포트〉의 결론은 바이러스 연구자뿐 아니라, 정부에도 큰 충격을 주었다. 백신의 무효를 증명하는 결정적인 학술데이터였기 때문이다. 정부가 추진하는 집단접종에는 의미가 없었다. 그런데도 정부는 집단접종을 계속 강행했다. 이제는 집단접종이 방대한 의료이권이 되었기 때문이다. 백신은 연간 3,000만 개 가까이 제조되어 전국의 학교에서 소비하고 있었고, 백신 부작용의 피해자가 속출하고 생명을 잃는 아이들까지 나왔다.

분노와 슬픔에 찬 유족들은 정부의 책임을 추궁하는 소송을 걸었다. 1992~1994년에는 백신 재판에서 잇달아 피해자의 승소판결이 내려졌다. 정부의 과실 책임을 인정해 피해자에 관한 피해손해 명령을 내렸다. 결국 국민의 불신과 분노가 분출하여 정부는 1994년 초·중학생에 대한 인플루엔자 백신의 집단접종을 중지했다. 그 후 백신 제조량은 30만 개로 절정기의 1/100로 격감했다. 1992년 말 도쿄 고등법원판결은 아래와 같이 고충을 토로하고 있다.

"예방접종 사고는 너무 비참하다. 이러한 사태를 초래한 것은 접종률을 올리는 것에 힘을 쏟고 피해방지에 무관심했던 후생노동성 대신의 고의와 과실 때문이다."

더 나아가 1993년 12월 후생노동성 공중위생심의회는 다음의 답변을 대신에게 전했다. 예방접종의 근간이었던 인플루엔자 백신을 이렇게 말했다.

"예방접종제도의 대상에서 제외하는 것이 적당하다." 그리하여 정부는 참담한 백신 재앙의 책임을 인정하고 인플루엔자 백신을 봉인했다. 당시 담당자였던 모리 씨는 감격했다.

"이것으로 백신은 사라졌다. 부작용으로 희생자를 내지 않아도 된다."

일본인은 이처럼 대중조작에 약하다

그러나 모리 씨에게 이렇게 말한 인물이 있다. "부탁이니까 인플루엔자 백신의 숨통을 끊지 말아줘." 이런 말을 한 것은 당연히 백신 이권 측의 사람이다. 그들은 그냥 물러나지 않았다. 정부도 이권 측에 붙었다. 후생노동성은 집단접종을 무료로 진행하면서 '개인에게는 효과가 있다'고 기묘한 논리를 전개하기 시작했다. '고령자 등 폐렴이 발병하여 사망하기 쉬운 고위험 그룹에 백신을!'이라는 캠페인을 개시했다. 게다가 2000년에는 '인플루엔자는 감기가 아니다'라는 인상적인 문구로 거국적으로 광고를 개시하였다. 그리고 조류인플루엔자 소동이 일어났다. "이상한 일입니다. 언제 일어날지 모르는 조류인플루엔자에 현행 인플루엔자 백신은 아무런 효과도 없습니다." 그러나 '뭔가 효과가 있다'고 착각하여 맞으러 간 사람이 많이 있었다. 이렇게 순식간에 인플루엔자 백신의 제조량은 예전의 기세를 만회해 갔다. (130p. 표7 그래프)

이것은 일본인이 얼마나 대중조작에 약한지를 나타내는 그래프이기도 하다.

이렇게 고친다! 우선 일본인의 정부를 향한 맹목적인 믿음, 약 신앙을 치유하는 것이 먼저다. 모리 씨와 같은 양심적인 과학자의 소리는 완전히 무시하고 있다. 당신에게 필요한 약은 올바른 정보라고 하는 이름의 '약'이다. 우선 책을 읽자!

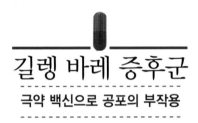

길렝 바레 증후군

극약 백신으로 공포의 부작용

대중을 '세뇌'한 거짓을 폭로한다

모리 씨는 몸소 양심을 따르는 과학자로 살고 계신다. 이권과 권위에 비위를 맞추는 과학자가 대부분인데 아주 드문 양식파라고 할수 있다.

그녀가 참을 수 없었던 것은 과학적으로 형편없는 이론으로 신형인플루엔자의 공포를 부추겨 백신과 타미플루 제조회사의 이권을위해 국민을 선동하는 정부, 의사회, 매스컴의 태도다. 모리 씨는 다음 같은 이유로 정부와 의사회 캠페인을 부정한다.

① 바이러스는 시시각각 변이한다. (변이속도가 빨라, 백신은 영원히 따라갈 수 없다. 올해에는 작년과 같은 A 홍콩형이 유행했지만, 지금은 전혀 다른 바이러스로 변이했다. 같은 바이러스가 유행하는 일은 절대로 없다. 따라서 백신용 바이러스 선정은 영원히 이어질 술래잡기다.)

② 백신은 감염을 막지 못한다. (백신을 맞아도 목과 코에는 항체가 생기지 않는다. 이것은 치명적 결함으로 바이러스 감염에는 무방비하다.)

③ 자연감염의 면역력이야말로 최강이다. (자연감염으로 체내에 생긴 항체는 바이러스 전체에 대응할 수 있으며 최강이다.)

④ 인플루엔자는 감기의 일종이다. (죽음에 이르는 병이라는 말은 거짓이다. 3~4일, 길어도 1주일 정도 푹 쉬면 낫는다.)

⑤ 인플루엔자로는 죽지 않는다. (그 자체는 죽음에 이르는 병이 아니다. 유아의 열성 경련도 전혀 걱정할 필요 없다.)

⑥ 세계적인 대유행은 있을 수 없다. (20세기 초의 스페인 감기는 전쟁 중에 바이러스 지식이 없어서 위생상태, 영양상태 모두 최악인 시대였다.)

⑦ 20~30퍼센트의 유효율의 오류 (후생노동성 발표는 100명 중 20~30명의 발병을 막는 것으로 오해할 수 있다. 실제로는 100명 중 불과 4명이다. 극히 낮은 확률을 믿고 1~6세 아이에게 백신 접종을 하는 것은 위험하다.)

⑧ 백신이 중증화를 방지한다는 것은 거짓이다. (이 말은 사기다. 합병증인 뇌증, 폐렴을 방지하는 효과는 전혀 없다.)

표7 ■ 효과도 없고 위험한 백신이 권리를 요구하며 부활

인플루엔자 백신 제조량의 추이
2008년 5월 21일 시점

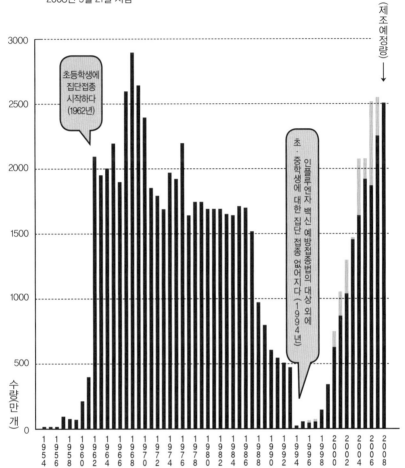

사용량
1954~1984년은 '보건소 운영보고' 및 〈Japan
Times〉 게재기사, 1985년 이후는 후생노동성
홈페이지 '2007년도 인플루엔자 백신 수요에
대해'를 참조하여 편집부에서 재구성

미사용량
* 1995년 이전 미사용량은 불명(년 수는 연도)

출처 《인플루엔자 백신은 맞지 마라!》 모리 게이코

130

⑨ 고령자는 사망한다는 것은 거짓이다. (A 홍콩형의 항체 등, 고령자는 이미 단백 항체를 가지고 있어 잘 걸리지 않는다. 백신보다는 적절히 간호하는 것이 필요하다.)

⑩ 맞는 편이 좋기는커녕 오히려 극약이 된다. (백신은 약사법상의 극약이다. 바이러스 불활성화를 위해 맹독 포르말린을 함유하고 있으며 방부제로 유독 수은화합물 티메로살이 배합되어 있다. 배양란에 의해 달걀 알레르기 원인물질이 되기도 한다. 이것이 비극적인 백신 재앙의 원인이다.)

⑪ "얼마나 효과가 있는지 모른다"고 정부 담당자(공식적으로 백신 심사를 한 최고 책임자)는 말한다. "백신이 잘 든다고 생각하는 바이러스 학자는 없다"라고 모리 씨는 말한다.

⑫ 진짜 부작용은 보고도 보상도 없다. (2005~2006년, 인플루엔자 백신 부작용 보고는 간 기능 장애 14건, 발진 11건, 알레르기 출격 10건, 발열 10건, 주사부위의 빨간 반점 9건, 경련 7건, 길렝 바레 증후군 4건 등으로 102명에 139건이다. 이 중 세 명이 사망했다. 후유증이 남을 정도로 부작용이 생긴 사람은 네 명이다. 이것은 후생노동성이 조사한 것이 아니라 백신 회사가 자주적으로 보고한 숫자다. 스스로 불리한 부작용 정보를 적극적으로 공개할 리가 없다. 이것은 빙산의 일각일 것이다.)

작고한 오하라 레이코 씨와 길렝 바레

——

모리 씨는 "아직 백신 부작용의 실태를 모른다. 아무것도 하지 않는 편이 훨씬 안전하다"고 단언한다. 인플루엔자 유행 전에 희망자 전원에게 백신을 접종한 것은 세계에서도 일본뿐이다. 정부나 의사가 백신 접종을 강행하려는 이유는 단지 굉장한 돈벌이가 되기 때문이다.

부작용으로 나타나는 길렝 바레라는 병명에 시선이 멈춘 사람도 많을 것이다. 2009년 8월, 사후 3일이 지나서야 발견된 여배우 오하라 레이코 씨를 괴롭힌 것이 바로 길렝 바레 증후군이다. 이 병은 다발성신경염이라 부르며 근육, 운동기능을 상실하는 별난 질병이다. 뇌신경이 병에 걸리는 예도 있으며, 백신 접종 후 갑자기 신경 장애 증상이 나타난다고 한다. 전문가는 '발병률이 비접종자의 약 10배'라고 경고한다. 오하라 씨는 마침 초·중학교에서 인플루엔자 백신 접종이 의무화된 첫 세대에 해당한다.

오하라 레이코 씨는 죽기 전에 "길렝 바레가 내 몸을 빼앗았다……"고 슬픈 절규를 했다. 그것도 젊은 시절부터 발병했다. 유년기 또는 여배우가 되고 나서 건강관리를 위해 접종한 백신이 원인이었다는 사실을 충분히 생각해 볼 수 있다. 그리고 오하라 레이코 씨는 오랜 세월 치료에 스테로이드제를 많이 사용해 왔다. 어쩌면 이토록 비극적일까……. 그녀는 스테로이드 장기복용으로 길렝 바레가 심해져 결국 무참하게 죽음에 이른 것이다.

"이 병은 오늘날까지 각종 백신 때문에 발생하고 있으며 인플루엔자 백신 접종 후에 길렝 바레가 발병한 예가 이전부터 보고되고 있다. 1976년 미국 뉴저지 주 일부에서 유행한 스페인 감기 인플루엔자 대책으로 시행한 예방접종에서는 많은 사람에게 부작용이 나타나서 중지한 경우도 있다."《안녕, 감기약》

자연히 낫는 병, 특효약은 없다

당신은 그래도 자신과 우리 아이에게 인플루엔자 백신을 접종할 마음이 생길까?

"결국, 인플루엔자의 유행에는 아무런 법칙성도 없다. 습도가 높든 낮든 기온이 높든 낮든 12월이든 3월이든 유행할 때에 유행한다는 것뿐이다. 올해는 어떨까 하고 생각해봤자 전혀 예측할 수 없다. 그러므로 예방은 불가능하다." 또한, 모리 씨는 "인플루엔자는 자연현상이므로 공생하면 된다. 자연히 낫는 병으로 특효약은 없다"고 말한다. 연구자로서의 용기를 칭찬하고 싶다.

이렇게 고친다!

"바이러스 병은 열을 내리지 마라. 이것은 기본이다. 해열제는 뇌증의 원인이 된다. 병원에는 가지 않는다. 타미플루는 위험하므로 사용하면 안 된다." (모리 의사)

타미플루 의혹

전 세계 판매량 중 일본이 75퍼센트를 차지

미국 CDC는 투약할 필요 없다고 말한다

"신형 인플루엔자에 걸려도 타미플루나 리렌자 등 항바이러스약으로 하는 치료는 원칙적으로 필요 없다." 이것은 미국 질병대책센터(CDC)의 공식발표다. 2009년 9월 8일 신형 인플루엔자에 관한 미국 정부의 '투약지침'은 충격이다. 일본에서는 한창 신형 인플루엔자의 과열보도가 이어지고 있었다. 일본정부도 매스컴도 입을 모아 타미플루의 사용을 열심히 추천하고 있었다. 그래서 일본국민은 인플루엔자에 걸리면 '타미플루를 맞아야 한다'고 세뇌 당했다.

그러나 미국의 권위 있는 공적의료기관 CDC가 타미플루는 필요 없다고 한다. CDC의 안 슈케트 박사는 기자회견에서 그 이유에 관해서 말했다. "아이도 어른도 항바이러스약이 필요 없습니다. 자택에서 휴양하는 것으로 완치됩니다." 게다가 "항바이러스제의 과잉투여로 내성 바이러스가 출현할 우려가 있습니다"라고 덧붙였다.

세계적으로 일본에서만 전체의 75퍼센트를 판매!

애당초 타미플루만큼 의혹투성이인 약도 드물다. 우선 이것을 개발한 미국 기리아드 사이엔시즈사의 전 회장이자 거대주주는 미국의 전 국방장관인 도널드 럼즈펠드다. 존재하지 않는 '대량파괴 병기'를 날조하여 이라크 전쟁을 개시한 장본인이다. 이 사람의 출신부터가 어딘가 이상하고 수상하다. 그런데 일본정부가 인플루엔자 '특효약'으로 대량비축까지 결정한 이 약은 세계에서는 전혀 신용 받지 못하고 있다. 증거로 세계적으로 전 매상의 75퍼센트를 일본이 차지하고 있다. 정말로 효과가 있다면 유럽과 미국을 비롯해 전 세계의 의료기관에서 인플루엔자 대책으로 투여하고 있을 것이다. 하지만 약의 효용은 미국 정부 자체도 부정하고 있다.

왜 이런 효력이 없는 인플루엔자 약의 매상이 일본에서만 높은 것일까? 타미플루 대량비축을 결정한 것은 당시의 고이즈미 정권이다. '미국에 뭔가 약점을 잡혀 있었다?'고 소식통은 말한다. 2005년 11월 후생노동성은 갑자기 다음 안을 발표했다. '신형 인플루엔자 행동계획'을 통해 후생노동성은 이렇게 국민을 위협했다.

"일본 전체인구의 25퍼센트가 신형 인플루엔자에 걸리면 사망자는 17만~64만 명에 달한다." 매우 놀라운 예측에 국민은 혼란에 빠져 백신 타미플루를 찾았다. 속이 빤히 보이는 전략에는 명백히 타미플루 의료이권이 배경으로 존재한다. 왜냐하면, 이 행동계획의 대책으로 특효약 타미플루가 등장하기 때문이다. 정부는 최악의 상황에 대응해 자치 단체를 통해 2,500만 명분의 타미플루를 비축할 것을 선언했다. 이런 식으로 2006년에 비축을 완료하여 수백억 엔의 혈세를 투입했다. 그러나 원조인 미국정부가 타미플루 투약은 필요 없다고 단언했다. 일본정부는 뜻밖의 창피를 당했다. 이것은 고이즈미 정권의 책임이 아닐까?

사망자가 예년의 1/18이란?

정부는 신형 인플루엔자의 위기를 최대한으로 부추겨왔다. 그 배경에 백신 타미플루로 엄청난 수익을 도모하는 의료이권이 있는 것은 논할 필요도 없이 명백하다. 그러나 맥 빠지는 정보가 국외에서 날아왔다. 일본이 여름인 동안 남반구는 겨울로 신형 인플루엔자의 유행기에 들어갔다. 그러나 계절성 인플루엔자보다 사망자 수는 훨씬 적다고 한다. 예를 들면 '오스트레일리아에서의 사망자 수는 예년의 인플루엔자 사망자 수의 1/18!' 대수롭지 않은 숫자다. 그것을 '전 세계에서 대유행!'이라고 요란하게 떠든 정부도 매스컴도 수치스럽다.

〈도쿄신문〉(2009. 9. 13)은 '신형 인플루엔자 숫자만이 혼자 걸음?' 이라며 스스로 경계를 담아 이 사실을 보도하고 있다. 매년 유행하는 계절성 인플루엔자로 일본에서는 1만 명 이상이 사망하고 있다. 그에 비해 신형 인플루엔자의 사망자는 60명이 안 된다. 1/100 이하! 이상하지 않다고 생각하는 쪽이 이상하다. 애당초 인플루엔자 바이러스는 시시각각 변이를 거듭하고 있다. 매년 유행하는 인플루엔자는 모두 신형인 셈이다.

타미플루 내성 바이러스 출현

——

미국 CDC가 타미플루 남용을 경계한 이유 중 하나는 내성 바이러스 출현 때문이다. 우려는 이미 현실이 되었다. "서양에서 유행 중인 A 소련형 인플루엔자에 치료약 타미플루가 잘 듣지 않는 내성 바이러스가 확대되고 있다고 유럽의 질병 대책센터(스톡홀름)가 발표하였다. 이 같은 내성은 미국에서도 검출되었다." 〈도쿄신문〉 2008. 2. 3

유럽 전문가팀에 따르면 2007년 11월부터 2008년 1월까지 유럽 18개국에서 분리한 바이러스(437시료) 가운데 9개국의 59시료(14퍼센트)에서 타미플루에 강한 내성을 나타내는 유전자 변이를 확인하였다. 노르웨이의 70퍼센트라는 검출률이 두드러진다. 미국에서도 5퍼센트의 내성을 확인하였다. WHO(세계보건기관)는 충격적인 사실을 접하고 2008년 1월 말, 미국, 유럽, 일본 등의 전문가와 긴급전화 회의를 개최하여 신중한 감시를 약정했다.

일본의 국립감염연구소는 "타미플루 사용량이 많은 일본에서 바이러스가 퍼지면 치료에 큰 영향을 미칠 우려가 있다"고 내성 바이러스 상륙을 경계했다. 그럼에도 오다기리 실장은 "현재 국내의 (타미플루에 의한) 치료방침을 바꿀 필요는 없다. 신형 인플루엔자 대책에도 특별한 영향은 없다"고 매우 이해하기 어려운 설명을 했다. 국가의 체면이 국민건강보다 제약 이권 쪽으로 향해 있는 것이 틀림없다.

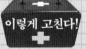

인플루엔자 이전에 이상한 이권 시스템을 고칠 필요가 있다. 거대 제약자본으로부터 정부(정당)는 거액의 정치헌금, 매스컴은 거액의 광고비를 받는다. 의료자본은 정부와 매스컴의 후원자라는 사실을 깨달아야 한다. 정보의 왜곡과 날조를 시민은 감시, 비판, 고발한다. 그것이 국가의 병을 고치는 가장 좋은 치료법이다.

타미플루 지옥

뇌에 병이 생겨 돌연사하거나 이상행동을 한다

1,377명 피해, 80명 부작용사

"웃으면서 트럭에 뛰어들었다."

"맨션의 베란다에서 몸을 날렸다."

인플루엔자 치료약이 이상행동을 유발해서 자살자가 속출하여 충격을 주었다. 타미플루는 뇌의 발열 중추를 마비시켜 열을 내리려한다. 향정신약의 일종이다. 그러므로 이상행동이나 환각이 발생하는 것도 당연하다. 공포의 해로움을 철저히 추적한 한 의사가 있다. 하마 로쿠로 의사다. 그는 약의 해로움을 감시, 고발하는 의사로 유명하다. 2007년 6월 16일 후생노동성은 충격적인 발표를 했다. 일본에서 타미플루 판매를 시행한 이후, 1,377명의 부작용 보고를 받았다고 한다. 그 중 567명은 위독한 정신신경 증상을, 211명은 이상행동을 수반하고 있었다. 게다가 타미플루 복용 후 부작용 사망자 수는 71명에 달했다.

이를 보고한 의사들은 틀림없이 타미플루와 관련 있다는 것을 부정할 수 없다고 말한다. 그런데도 후생노동성은 관찰 의견을 무시하고 4가지 예를 제외하고 모두 부정하여 사실상 타미플루와의 인과관계를 부정했다. 후생노동성이 부정할 수 없다고 인정한 4가지 예는 ① 중독성 표피 괴사증(TEN), ② 다장기 기능부전, ③ 아나필락시스(돌연사), ④ 간염이다. 71명의 사망에 포함되지 않았던 사망 예로써 후생노동성이 부작용으로 분류하지 않은 유해사상으로 돌연사 한 사람이 네 명 있다. 게다가 하마 의사가 독자적으로 조사, 수집한 돌연사가 다섯 명 있다. 실제로 사망자 수는 80명에 달한다.

타미플루를 옹호하는 의사에게 1,000만 엔 기부

하마 의사는 후생노동성의 결론을 비판한다. "합계 80명의 사망자 중 50명이 돌연사 또는 돌연 심폐 정지에 의한 사망이다. (10세 미만 18명, 20세 이상 32명, 10대는 없음) 또 8명은 이상 행동으로 사고사 했다. (5명이 10대, 3명은 20세 이상)" 이것으로 후생노동성 측의 '인과관계' 부정의 근거가 무너져 간다.

"58명의 돌연사와 이상행동으로 말미암은 사고사의 인과관계 인식은 보고한 의사(적어도 관련을 부정할 수 없다)의 의견이고 후생노동성(모두 부정적)의 의견은 아주 다르다." 그 후 타미플루 복용 후에 두 사람이 연속하여 이상행동으로 사고사 했지만 여전히 후생노동성(연구반)은 인과관계를 부정했다.

그러나 뜻밖의 사실이 드러났다. 인과관계 연구를 담당하던 책임 의사가 타미플루 제약회사인 츄가이제약에서 1,000만 엔에 이르는 기부금을 받은 사실이 발각된 것이다. 이것은 절대로 있어선 안 되는 일이다. 또 후생노동성은 타미플루와 이상행동의 인과관계를 부정하는 한편 10대에게 사용 금지하도록 했다. 실로 자기모순이다. 제약회사를 필사적으로 옹호한 나머지 최악의 상황에 빠졌다. 여론의 비판은 후생노동성에 집중되었다. 후생노동성은 인과관계의 재검토 약속까지 몰렸다. 대기업과 깊게 유착한 자민당 정부의 큰 창피다.

뇌를 다쳐 호흡이 정지하여 이상행동을 하다

이에 관한 하마 의사의 논법은 명쾌하다. 타미플루의 큰 부작용은 다음 3가지로 분류한다.

① 즉시형 반응 : 타미플루의 중추(뇌) 억제 작용 때문에 발생한다. 수면약이나 마취제 같은 유사한 작용을 일으키며 의식이 몽롱해져 호흡이 정지한다. 돌연사나 이상행동 등 급성정신증상을 일으킨다. 즉 뇌가 다쳐 호흡정지나 이상행동이 일어난다.

② 지발형 반응 : 항바이러스 활성 타미플루 때문에 일어나는 반응이다. 폐렴, 패혈증, 고혈당, 출혈 등.

③ 알레르기 반응 : 중증약진(약물 알레르기) 반응이다.

그러나 타미플루의 부작용을 호소하고 보상을 바라는 희생자 네 가족의 요청에도 여전히 정부는 증상과 타미플루 사이의 인과관계를 부정하고 있다. 가족들은 '타미플루 약으로 피해를 본 뇌증피해자의 모임'을 결성하여 활동하고 있다.

"돌연사와 이상행동사의 인과관계는 분명하다. 반드시 인과관계를 인정하는 날이 올 것을 나는 확신하고 있다." "모든 연령층에서 타미플루 사용을 금지해야 한다." (하마 의사, 약으로 인한 피해 옴부즈퍼슨 회의 기관지 〈스텐트(DES) 타미플루 문제〉에서)

유아가 자던 중 돌연사하다
—

희생자는 젊은 사람만이 아니었다. 타미플루를 먹은 유아가 수면 중에 돌연사 했다. 하마 의사는 급사한 두 살배기 아이의 유족으로부터 상담을 받았다. 재판을 위한 의견서를 쓰면서 동시에 미에 현 쓰 시에서 개최된 소아 감염증학회에서 이 사례를 발표하여 큰 반향을 불러일으켰다.

돌연사와 이상행동이 타미플루 복용과 인과관계가 있다는 근거는 다음과 같다.

① 인플루엔자 뇌증은 아무리 빨라도 사망까지 반나절에서 하루는 걸린다. 그러나 이 유아는 10분에서 1시간 사이에 돌연사 했다. 지금까지와는 전혀 다른 신형이다.

② 타미플루가 들어있는 유아용 시럽이 2002년 7월에 발매되었다. 그해 겨울부터 신형뇌증이 보고되기 시작했다.

③ 동물실험에서는 1회 투여 후 10분에서 네 시간 후에 사망. 사람도 여섯 명 중 여섯 명 모두 1회 타미플루 복용 후 두 시간에서 몇 시간 이내에 수면 중 또는 호흡 이상으로 사망하였다.

④ 실험용 쥐 사망은 뇌 내에 대량의 타미플루가 전달되어 호흡이 정지한 결과다. 사람으로 환산하면 20~40배 정도다. 이 정도의 차이라면 사람에게도 충분히 일어날 수 있다.

⑤ 수면제, 진정제 등은 사람에 따라 흥분시키거나 난폭하게 만든다. 게다가 대량복용으로 호흡이 정지한다. 타미플루로 말미암은 이상행동, 수면 중의 돌연사도 독성 작용 때문에 발생한다.

⑥ 이상행동은 열섬망(고열에 의한 이상-옮긴이)이라는 반론이 있다. 그러나 열섬망은 고열일 때만 일어난다. 타미플루는 열이 내려갔을 때 이상행동을 일으키는 예가 많다.

이렇게 고친다! "인플루엔자는 약을 사용하지 않으면 전혀 무섭지 않은 평범한 감기다. 어쨌든 몸을 따뜻하게 만들고 쉬도록 하자." (하마 의사)

항바이러스약 리렌자

소년의 추락사는 부작용에 따른 이상행동인가?

17세 소년 베란다에서 추락

한 소년의 추락한 시체를 소년의 자택 옆에서 발견하였다. 2009 년 1월 27일 나가노 현 마쓰모토 시에서 고등학교 2학년인 17세 소년이 자택 베란다에서 떨어져 사망했다. 그는 인플루엔자 치료 중으로 항바이러스약 리렌자를 복용하고 있었다. 베란다의 울타리를 뛰어넘지 않으면 떨어지기 어렵고 자살 동기도 전혀 없었다. 발작적으로 소년은 난간을 뛰어넘어 떨어졌다.

이 소식에 후생노동성 관계자들이 충격을 받았다. 그들의 머리에 한 약품명이 떠올랐다. 타미플루다. 바로 후생노동성은 조치를 취했다. 우선 리렌자를 제조·수입 판매하는 회사 글락소 스미스클라인에 연락하여, 이상행동의 우려를 알리면서 미성년자는 복용 시 '이틀간은 혼자 두지 말 것'이라고 주의시키도록 철저히 지시했다. 이 같은 긴급 소식은 다른 항바이러스약 제조회사에도 전달하였다.

사고사가 속출한 타미플루의 후발 주자

항바이러스약 리렌자의 매상은 폭발적으로 늘고 있었다. 글락소 사는 2009년 시즌용으로 300만 명분을 준비했다. 배경에는 인플루엔자 대책의 라이벌 약인 타미플루의 부진이 있었다. 약을 먹은 사람이 뛰어내려 사망하거나 트럭에 뛰어드는 등 이상행동으로 말미암은 사고사가 잇달아 발생했다. 이런 이상행동의 원인으로 의심받아 2년 전부터 10대 환자에게는 사용을 원칙 금지하였다. 게다가 타미플루의 효과를 무력화시키는 내성 바이러스가 나타난 것도 타미플루를 방해했다. 그 간격을 누비며 급속도로 매상을 늘린 항바이러스약이 리렌자였다. 그런 리렌자 때문에 이상행동이……!

항바이러스제는 제약회사에 따르면 바이러스의 증식을 억제한다고 하지만, 30퍼센트 정도 해열시간을 앞당기는 정도의 효과밖에 없다. 보통 인플루엔자는 잠을 자면 자기면역력으로 자연스레 3일이면 열이 내려간다. 체내에서 바이러스 항체를 생성하기 때문이다. 타미플루, 리렌자 등은 신경약물로 뇌의 발열 중추에 해를 끼쳐 독작용으로 열을 내린다. 그러나 그것도 단 하루 앞당길 뿐이다. 한쪽은 자연 치유이고, 다른 쪽은 자살 같은 위험이 따른다. 그래서 후생노동성은 미성년자의 리렌자 투여환자는 혼자 두지 말라고 경고한다. 이상행동 발생의 위험을 무릅쓰면서까지 아이에게 리렌자를 투여할 이유는 전혀 없다.

"정말로 처방이 필요한 건가? 제대로 생각하고 있는 건가? 단지 약을 먹는 습관이 밴 것이 아닌가?"

의료 컨설턴트 도노오카 다쓰히토 씨(소아청소년과의)는 약물남용을 신랄하게 비판한다. 〈도쿄신문〉 2009. 2. 10

'집이 폭발!' 이상행동 57건

실은 이미 후생노동성은 리렌자로 말미암은 이상행동을 은밀히 파악하고 있었다. 후생노동성 전문가회의에 제출된 자료에서도 2000년 12월부터 2008년 3월까지 7년 정도 사이에 리렌자의 부작용으로 발생한 위험한 이상행동을 57건이나 보고하고 있다. 80퍼센트가 초등학생 이하다. 이상증상은 타미플루와 거의 비슷하다. 예를 들면 다음과 같다.

- 10세 남자아이 : "집이 폭발해!"라고 소리 지르며 환각에 벌벌 떨며 달리기 시작했다. 이상하게 생각한 부모가 휴대폰에 전화를 걸었다. 그 소리에 정신이 들어 무사히 귀가했다.
- 7세 여자아이 : 갑자기 "싫어!"라고 큰 소리를 질렀다. "엄마 그만해,

바보"라고 반복하며 문과 난로를 차며 몇 분간에 걸쳐 울부짖었다.

모두 이상한 공포를 느끼고 있었다. 열이 식은 후, 아이들은 소란을 피우고 난폭한 행동을 한 것을 전혀 기억하지 못했다. 다만, 제약회사 측 의사는 '약물 부작용에 의한 것이 아니라, 인플루엔자로 고열이 지속되어 일어난 증상'이라고 주장한다. 2008년 여름 후생노동성 연구반도 약 1만 건의 사례를 분석하여 '타미플루 복용과 이상행동에 관련 사항을 찾을 수 없었다'는 결론을 내렸다. 이에 약의 해로움을 지적하는 연구자들이 맹렬히 반발하고 나섰다. 후생노동성도 10대의 사용 금지령 해제를 주저하고 있다.

뇌의 발열 중추를 억제하여 열을 내리는 약리작용은 각성제 그 자체. 소위 일종의 향정신제이기에 환각, 환청 등이 자연스레 일어난다. 강한 약리작용이 심히 염려스럽다. 우선 병의 예방이 중요하다. 폭음폭식, 과로와 고민을 피하고, 일찍 자고 일찍 일어나야 한다.

인플루엔자로 병원에 가지만, 그곳은 이미 다른 병원균과 바이러스의 소굴이다. 병원 내 감염 등 합병증이 염려스럽다. 어쨌든 몸을 따뜻하게 만들고 자도록 한다. 그리고 오로지 쉰다. 그 사이에 항바이러스 항체(면역력)가 생겨 저절로 낫는다.

6장

진통제는
악마의 약

"약의 양을 줄이거나 약을 끊으면 현재 안고 있는
여러 가지 나쁜 상태나 병은 치유됩니다. 포기할 필요 없습니다."

진통제도 마찬가지다.
"통증에서 해방되고 싶으면 진통제를 끊어라."

진통제(소염진통제)

만병을 일으키는 악마의 약, 당장 끊어라!

먹을수록 통증은 더욱 심해진다

"진통제는 병을 만드는 약이다. 계속 사용하면 안 된다. 약을 먹기 때문에 통증이 더 심해진다"고 아보 교수는 말한다. 진통제를 복용하고 있는 당신은 귀를 의심할 것이다. "진통제를 처방할게요." 의사가 친절하게 말한다. "감사합니다" 하며 이쪽은 조금 고개를 숙인다. 어느 병원에서나 흔히 볼 수 있는 광경이다. 도대체 진통제란 무엇인가? 두통, 요통, 무릎 통증에서 생리통까지 처방된다. 심지어 치과 의사까지 이를 뽑은 뒤 "진통제 드세요"라고 처방한다.

이것을 의사 세계에서는 소염진통제라고 부른다. 문자 그대로 염증을 없애고 통증을 진정시키기 위해 투여하는 것이다. 환자가 호소하는 모든 통증에 사용한다. 환자는 "이걸로 통증이 가셔요. 고마워요"라고 의사에게 인사한다. 의사가 말한 대로 꼬박꼬박 챙겨 먹는다. 그러나 그것이 비극의 시작이 된다. 그 사실을 아무도 눈치 채지 못하고 알지도 못한다. 의사는 절대로 가르쳐 주지 않는다.

끊으면 통증도 병도 낫는다

진통제는 크게 세 종류로 나눌 수 있다. ① 해열진통약(예전부터 존재), ② 비스테로이드계·소염진통제(표8), ③ 모르핀. 겨우 진통제인데, 이렇게 종류가 많다는 사실에 깜짝 놀란다. 아보 교수는 "소염진통제를 일상적으로 사용해선 안 된다"고 엄하게 경고한다. "상태가 나빠져 병이 좀처럼 낫지 않는다면 약을 일상적으로 사용하고 있는 건 아닌지 돌이켜 봅시다. 예를 들면 두통환자나 생리통으로 고민하는 사람은 통증이 올 때마다 진통제(소염진통제)를 사용하고 있지 않나요?"《약을 끊으면 병은 낫는다》진통 소염제를 사용하면 안 되는 이유는 작용이 강하고, 교감신경을 긴장시키고, 혈류장애를 일으키고, 과립구가 조직을 파괴하고, 염증을 일으켜 아프기 때문이다. 통증의 원인은 바로 진통제였다.

아보 선생의 저서 《약을 끊으면 병은 낫는다》는 실로 대단하다. 현대의료에 대한 빈정거림이라기보다 우스갯소리다. "약의 양을 줄이거나 약을 끊으면 현재 안고 있는 여러 가지 나쁜 상태나 병은 치유됩니다. 포기할 필요 없습니다." 이것이야말로 이 책에서 가장 전하고 싶은 진실이다. 진통제도 마찬가지다. "통증에서 해방되고 싶으면 진통제를 끊어라."

통증은 약 효과가 끊긴 금단증상

통증을 일으키는 것은 체내의 프로스타글란딘이라는 성분이다. 소염진통제는 이 성분을 줄인다. 따라서 지각신경이 마비되어 통증은 한때 완화된다. "통증이 일어나는 첫째 원인은 혈류장애입니다. 소염진통제로 프로스타글란딘의 생성을 무리하게 억제하면 혈관이 닫혀 혈류장애가 더욱 악화됩니다. 지각이 무디어져 통증이 가라앉아도 근본 원인인 혈류장애는 개선되지 않습니다." (아보 교수)

통증이 사라졌다고 안심하고 진통제 먹는 것을 끊으면 몸은 혈류를 재개시키기 위해 다시 프로스타글란딘을 동원하여 혈관을 연다. 그러면 통증이 도지고 다시 진통제를 먹는다. 실로 악순환이다. 간단히 말하면 소염진통제 성분이 사라진 금단증상이 통증이다. 그러므로 두통환자는 두통약을 놓을 수 없다. 병원이 약 중독환자를 만들고 있다. 그러나 환자는 자신이 약물에 중독된 사실을 전혀 알지 못한다.

"비스테로이드 항염증 해열제로 뇌증에 걸린다!" 하마 의사도 "동물실험에서 이 해열제를 투여한 군은 사망 사례가 10배로 뛰어오른다"고 경고한다.

표8 ▪ 통증은 진통제 성분이 사라진 금단 증상이었다
비스테로이드계 소염진통제

분류	성분별 분류	상품명
기존의 해열진통약	아세트아미노펜	카로날
		사리돈
	살리실산계	바파린
		PL과립
	피린계	사리돈
비스테로이드계 해열진통약	안트라닐산계	볼타렌
	메페남산 유도체	폰탈
		크로남
		오파이린
	아릴초산계 NSAID	페나족스
		오스테락/하이펜
		크리노릴
		레리펜
		나파놀
		디사페인
	아릴프로피온산계 NSAID	브루펜
		미날펜
		아르보
		오르지스/메나민
		소레톤/페온
		슬검
		나이키산
		니프란
		프로벤
		펜노프론
		록소닌
	인돌초산계 NSAID	란츠질
		인더신/인테반
		인프린-S
		미리다신
	옥시캄계 NSAID	풀컴
		틸코틸
		바킨
		모빅
		롤컴
	염기성 항염증약	메브론
		펜토일
		소렌탈
	그 외	쿄린AP2
		노이로트로핀

출처 《약을 끊으면 병은 낫는다》 아보 도오루

154

병원에서 빠져버린 악마의 사이클

소염진통제의 비극은 이제부터 시작이다. 이 약물은 항상 교감신경을 긴장시켜 만성적인 혈류장애를 일으킨다.

"혈류장애는 전신 세포의 활력을 빼앗고 다양한 병을 일으킵니다. 소염진통제를 일상적으로 사용하는 사람 중에는 혈류가 끊어져, 냉증이나 귀 울림, 현기증, 두통, 요통이 발생하는 사람이 적지 않습니다." (아보 교수)

게다가 장기사용하면 분노의 호르몬이라 불리는 아드레날린이 증가한다. (표9 위의 그래프) 이것은 독사 독보다 2~3배나 독성이 높고 체내를 순환하면 기분이 나빠져 짜증이 나거나 울컥한다. "아드레날린과 연동해 과립구가 증가하고 활성산소가 대량 발생하여 조직파괴가 진행됩니다"라고 아보 교수는 덧붙인다.

당신이 요통을 앓다가 의사를 찾아갔다고 하자. 그러면 다음과 같은 악마의 사이클에 편입된다.

요통⇨소염진통제를 사용한다⇨허리의 통증이 도진다⇨소염진통제를 사용한다⇨……교감신경의 긴장⇨과립구의 증가⇨혈류장애⇨조직파괴(염증)⇨통증악화⇨소염진통제의 증가……. 병원에 다니는데 요통이 심해졌다는 사람은 이 사이클에 편입된 것이다.

더 나아가 교감신경 긴장은 "……림프구 감소⇨면역력 저하⇨발암 · 감염증……"등의 만병을 일으켜 더 큰 비극을 일으킨다. (표9 아래)

표9 ■ 진통제는 만병을 일으키는 악마의 약이다

소염진통제(NSAIDs) 투여 후 쥐의 아드레날린 변화

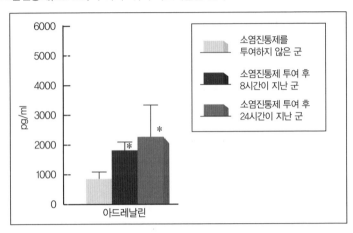

소염진통제가 새로운 병을 일으킨다

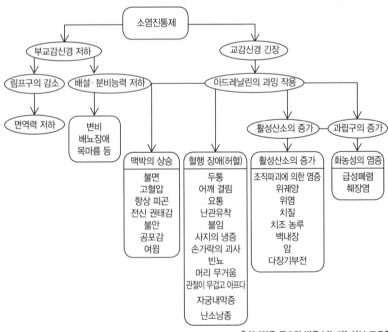

출처 《약을 끊으면 병은 낫는다》 아보 도오루

156

너덜너덜 피부가 벗겨져 죽는다

———

다무라 교수도 "이 약은 문자 그대로 통증을 가라앉히는 것이지 아픈 원인을 고치는 게 아니다." "진통제는 중추신경이라는 인간 몸의 가장 중요한 곳에 작용하여 잠깐 고통을 달래 줄 뿐이다"라고 경고한다. 중추신경용제는 항생물질에 붙어 자주 부작용을 발생시킨다고 한다. 다무라 교수가 취급한 부작용 39건의 사례 중 32건의 사례 원인이 해열진통제다. 예를 들면 "배합된 진통제 때문에 감기에 걸린 여성(54세)이 감기약을 먹고 전신에 좁쌀 크기의 구진이 생겨 얼굴이 부어올랐다."

진통제의 부작용은 피부에도 많이 나타난다. 소위 약진이다. 피부 증상으로 죽는 일도 있다. 예를 들면 중독성 표피괴사해리증이다. 약물의 부작용 때문에 피부가 너덜너덜 녹는 무서운 증상이다. 다무라 교수는 진통제 쇼크의 사례를 전한다. "심한 통증으로 스스로 몸을 뒤집지도 못해서, 간호사가 몸을 뒤집으려고 등을 만졌을 뿐인데 등의 피부가 벗겨지는 증상이다. 물론 이 환자는 심한 통증과 쇼크로 인해 사망했다." 무서운 것은 이 병의 원인이 되는 약은 진통제이고, 진통제가 포함된 감기약이 많다는 사실이다.

병원에서는 약물 장기투여

———

기껏해야 진통제지만, 이것이 일으키는 병의 수에는 현기증이 난다. 증상 때문에 고민하는 사람은 설마 의사가 처방해 준 진통제 탓인지 죽을 때까지 모른다. 변비, 배뇨장애, 목마름, 불면, 고혈압, 피로, 나른함, 불안, 공포, 여윔, 두통, 어깨 결림, 요통, 불임, 냉증, 빈뇨, 관절통, 자궁내막증, 위궤양, 위염, 치질, 치조농루, 백내장, 급성 폐렴, 췌장염 등등.

예를 들면 당신이 요통으로 병원을 찾았다고 하자. 의사는 틀림없이 소염진통제를 처방할 것이다. 그러면 위의 병들이 추가되어 당신을 괴롭힌다. 의사는 성공이라고 생각할 수 있다. "환자에게 다른 증상이 나타나면 이번에는 그것을 억제하기 위해 의사는 강압제(혈압약), 먹는 당뇨약, 수면약 등 새로운 약을 처방한다. 이렇게 끝이 없는 대증요법을 시작한다." (아보 교수)

내가 구급 시를 제외하고 절대로 병원에 가면 안 된다고 단언하는 이유도 여기에 있다. 병원은 이미 병을 고치는 장소가 아니다. 병을 만드는 장소다. 단지, 허리 요통으로 병원에 갔을 뿐인데, 당신은 지옥의 약물 장기투여에 휘말려 큰 수술을 하게 되든지, 마지막에는 결국 폐인이 되든지, 암에 걸려 맹독 항암제에 학살 당하는 길이 기다리고 있다.

해열제와 좌약은 거절하자

소염진통제는 해열제로 남용되고 있다. 인플루엔자에 걸려 병원에 가면 해열제를 맞는다. 의사는 가볍게 "해열제를 놓겠습니다"고

편하게 말한다. 그래서 이것이 부작용뿐인 소염진통제라고는 꿈에도 생각하지 않는다. 오히려 "감사합니다"라고 가볍게 고개를 숙인다. 그러나 아보 교수는 해열제가 인플루엔자 뇌증의 발병에도 관여한다고 말한다. 뇌증은 뇌염의 일종으로 뇌압이 상승하여 혼수, 구토, 흥분 등의 증상이 나타나며 사망에 이르기도 한다. 매년 통상 인플루엔자만으로 일본에서는 1만 명 이상이 사망하고 있다. 그 원흉의 하나는 소염진통제에 의한 해열제의 부작용이 아닐까?

아보 교수는 역설한다. "입원 중이나 외래 진찰을 할 때 '해열제 주사를 맞읍시다, 볼타렌 좌약을 처방하겠습니다'라는 말을 들으면 절대로 거절해야 합니다."

배, 소변이 얼음처럼 차갑다

———

소염진통제는 염증을 억제하여 통증을 없애 혈류를 멈춰 환부를 차게 만들어 혈류장애를 일으킨다. 일상적으로 사용하는 사람은 온몸에 혈류장애가 생겨 몸이 차가워진다. "진통제를 사용하는 사람은 몸이 굉장히 차갑다. 손발, 배, 엉덩이가 마치 얼음처럼 차갑다." 이것은 임상 현장 의사들의 증언이다. "소염진통제를 장기간 사용하는 사람 중에 두통에 시달리는 사람이 너무 많다."

옛날부터 '냉증은 만병의 근원'이라고 한다. 모든 병은 혈류장애, 즉 냉증에서 발병한다. 그러므로 진통제(소염진통제)는 악마의 약일 수밖에 없다. 마지막으로 기다리는 것이 발암이다. 암세포는 저체온일수록 증식이 심해지기 때문이다.

진통제 ⇨ 저체온 ⇨ 발암 ⇨ 항암제 · 방사선 ⇨ 면역력 저하 ⇨ 암 악화 ⇨ 쇠약 ⇨ ……사망……. 이 죽음의 사이클을 더듬어 간 희생자 는 몇 십 만 명이나 될 것이다.

통증은 멈추기 때문에 더욱 아파진다. 이 역설을 이해하자. 통증은 움직이지 마, 쉬라는 몸의 신호다. 병원에 가기 전에 절식, 단식하고 조용히 휴식한다. 휴식이야말로 가장 좋은 약 이다. 단식은 치유력을 비약적으로 높인다.

모르핀(진통마약)

면역을 감소시키고 암을 증가시켜 환자를 죽인다

암의 통증은 항암제가 원흉

아보 교수는 애당초 죽음에 고통이나 통증은 없다고 한다. "본래 생물은 고통을 느끼며 죽지 않습니다. 음식을 먹지 않고 종말을 맞이하면 아프지도 괴롭지도 않은 채 잠자듯이 죽는 것이 생명의 본질입니다."《아보류 팔팔하게 사는 건강술(安保流ピンピンコロリ術)》

"사람이 죽을 때는 기본적으로 통증이 없습니다. 암으로 죽을 때는 대단히 고통스럽다고 하지만, 그것은 암 자체가 일으키는 통증이 아니라, 항암제나 방사선으로 조직이 극한까지 파괴되기 때문입니다." 이 말에 희망이 있다. 그러나 병원에서는 말기 암 환자에게 대량으로 진통제 모르핀을 투여한다. "자연의 섭리에 어긋나는 치료가 사람들을 괴롭히고 있습니다."

모르핀은 말할 것도 없이 마약이다. 보통 시민이 가지고 있거나 스스로 투여하면 경찰에 즉시 체포된다. 판매, 소지, 투여를 금지하고 있다. 마약에 중독되면 심신의 막대한 파괴를 불러온다. 의사는 이런 위험한 약물을 피폐한 말기 암 환자에게 당당하고 합리적으로 투여하고 있다. 건강한 사람의 심신도 파괴하는데 쇠약한 암 환자에게 투여하면 어떤 비극이 닥칠까?

아보 교수는 "마약환자는 모두 수척합니다. 마약이 교감신경을 긴장시켜 생명력을 꺾기 때문입니다"라고 의료현장의 모르핀 사용 풍조를 비판한다. 환자는 갑자기 쇠약해져 숨을 거둔다. 암 환자에게 투여하는 것은 '약으로 하는 살인'이다.

신경차단으로 통감과 사고 차단

통증이란 무엇인가? 신경은 복수의 신경세포가 이어져 뇌에서 말단까지 뻗어 있다. 세포 간의 정보 전달은 아세틸콜린 분비에 따른 전기신호로 이루어져 있다. 전달물질의 분비현상에는 교감신경의 긴장이 강해지면 도중에서 끊어지는 성질이 있다. "통증을 잊고 스포츠 시합을 계속하는 것도 그 때문입니다. 모르핀으로 통증이 멎는 것은 교감신경의 극한상태를 인위적으로 만들어 신경 전달을 차단하기 때문입니다"라고 아보 교수는 말한다. 그러나 억제, 차단하는 것은 지각만이 아니다. 사고의 전달까지 차단한다. 마약환자가 정상적인 사고나 행동을 취할 수 없는 것도 그래서이다. 계속해서 사용하면 몇 주 사이에 의사전달도 취할 수 없다. 마약이 인격을 파괴한다는 것도 신경정보 차단작용 때문이다.

치유의 '타다 남은 불'은 사라진다
—

아보 교수는 말한다. "무엇보다 교감신경이 한계이므로 림프구가 감소하여 면역력이 저하됩니다. 현대의료에서는 약을 처방할 때는 좋은 점만 생각하고 나머지는 모두 무시해 버리는 것이 보통입니다. 통증이 사라졌다고 해도 편안히 죽지 못하는 것이 지금의 치료입니다." 말기 암 환자에게 진통제(모르핀)를 투여하면 암과 싸우는 NK세포의 림프구를 극도로 감소시킨다. 모르핀 투여는 환자의 암과 싸우는 마지막 힘까지 파괴한다. 자연치유를 향한 희망의 남은 불꽃마저도 모르핀 투여로 사라졌다. 이제 남은 것은 무참하고 슬픈 죽음밖에 없다.

부당한 이익추구 방법으로 이중 벌이
—

"난 암을 몰랐다"는 회한의 말을 남긴 채 세상을 떠난 저널리스트 쓰쿠시 데쓰야 씨. 그가 남긴 투병 노트 '암여명록'의 마지막 장에 모르핀 투여의 실태를 생생하게 기록했다. 쓰쿠시 씨는 모르핀이 불씨만 남은 NK세포를 섬멸하고 죽을 시기를 앞당기는 것을 알고 있었을까? 아마 이런 충격적인 사실도 몰랐을 것이다. 아보 선생의 다음 교훈을 생전에 알고 계셨다면…… 하고 후회스러워 견딜 수 없다.

"암이라고 듣는 것만으로도 사람은 공포감을 느끼고 두려움으로 통증이 두 배로 늘어납니다. 애당초 암의 3대 치료 같은 농후한 치료로 육체에 타격을 주어 고통과 통증을 인위적으로 만들어 놓고 모르핀으로 억제합니다." "자연의 섭리에 어긋난 치료가 사람들을 괴롭히고 있습니다."《아보류 팔팔하게 사는 건강술》

세간에서는 매치 펌프(match pump)라고 부른다. 제약회사나 병원은 이중으로 돈을 벌지만 환자에게는 이중 고뇌다. 형용할 수 없는 불행과 슬픔만 있다.

통증이 사라졌다는 예는 16.6퍼센트

—

모르핀이 암의 통증을 사라지게 한다고 생각하는 환자와 가족이 많다. 그러나 그런 믿음은 배신당한다. 암의 통증은 모르핀이라도 80퍼센트는 제거할 수 없다. 잔혹한 현실이 분명해졌다. 게이오대학 연구반의 발표로는 암 환자를 대상으로 한 조사에서 암의 통증이 완전히 사라졌다는 환자는 전체의 16.6퍼센트에 불과하다. 2008년 6월과 7월 전국의 암 환자 모임을 통한 설문조사 결과다. (1,634명 회답)

연구반은 수치가 충격적이라며 놀라움을 금치 못한다. 왜냐하면, 간호사의 평가와 비교하면 놀랄 정도로 차이가 있기 때문이다. 후생 노동성 연구반 조사에서는 치료에 따른 진통 효과를 평가하고 있다.

다음은 간호사들의 답변이다. '충분한 효과가 있었다'는 대답은 완화병동 이외 대학병원에서는 48.5~58.4퍼센트, 완화병동(말기를 제외)에서는 80.0퍼센트였다. 환자와 간호사의 답변 모두가 옳은가? 말할 필요도 없이, 50~80퍼센트에 이르는 충분한 진정효과는 의료 측의 억측이다. 모르핀 투여는 환자의 낫는 힘(면역력)을 꺾는다. 환자의 사망 시기조차 앞당긴다.

"욱신거리는 통증 완화에는 어쩔 수 없다." 의사도 환자도 가족도 그렇게 믿고 있지만, 그것은 헛된 착각이다. 완화간호 개선을 위해 환자의 소리를 도입한 암 통증의 측정수법 개발이 필요하다고 게이오대학 연구반은 통감한다.

암의 통증도 실은 항암제와 방사선의 통증으로 조직이 극한까지 파괴된 것이 원인이다. 암의 통증을 피하는 최대 포인트는 '암 치료'라는 이름의 '상해'를 거부하는 것이다. 항암제와 모르핀은 제약회사와 병원이 이익을 창출하기 위한 매치 펌프다.

외용 소염진통제

애용하면 고혈압, 당뇨병, 불면 등이 걱정된다

사용하면 안 된다

이 진통제는 아보 교수가 '사용하면 안 된다'고 경고하는 소염진통제(비스테로이드계)의 일종이다. 주성분은 펠비낙(3.0퍼센트 배합)으로 성분배합의 의약품(항염증제)이 130품목 이상이나 된다. 잘 알려진 진통제로는 인도메타신 등이 있다. 다음 주의 사항은 진통제에 모두 적용된다. 즉, 어느 상품의 소염진통제도 사용하면 안 된다고 아보 교수는 말한다.

"비스트로이드계 항염제를 포함한 외용제로 통증이나 부기 있는 피부병 치료에 사용한다." "약이 피부에 흡수되어 근육과 관절 등에도 작용한다." "염증이나 통증, 근육통 등의 치료에 사용한다." 《약의 입문서》

인체에 약물, 독물이 침입하는 경로는 경구, 경피, 흡입의 3가지가 있다. 피부에도 흡수작용이 있으므로 주의가 필요하다. 덧붙여서 말하면 피부에 침입하여 독성을 띠는 것을 경피 독이라 부른다. 외용 소염진통제는 경피 독으로 인체에 나쁜 영향을 끼친다.

효능이 빠른 약일수록 위험하다

배합된 항염 성분 펠비낙은 통증을 일으키는 물질(프로스타글란딘)의 생성을 억제하는 작용이 있다. 소염진통 작용으로 근육통에 '뛰어난 효능을 나타냅니다'라고 첨부문서에 적는다. 분명히 통증을 바로 억제할 것이다. 하지만 효능이 빠른 약일수록 위험하다는 약의 대원칙을 상기하길 바란다. 우선 이 진통제 로션은 누구나 간단히 사용하면 안 된다. 다음의 사람은 사용금지다.

① 이 약 때문에 가려움, 피부염, 붉은 자국 등 알레르기를 일으켰다.
② 천식이 발생한 적이 있다.
③ 임신 또는 임신했을 가능성이 있는 여성
④ 15세 이하의 아이
⑤ 습진, 피부염, 상처 등이 있는 사람

외용 소염진통제의 효능은 어깨 결림에 따른 어깨 통증, 요통, 관절통, 근육통, 타박, 염좌, 건초염(손·손목·발목의 통증과 부기), 팔꿈치의 통증 등이라고 첨부 문서에 적혀 있다. 사용법은 '하루에 2~4회, 적당한 분량을 환부에 바른다'이며 멘톨 배합이라 상쾌해서 기분이 좋다. 운동선수 중에 이 약의 애용자가 많다. 청량감이 있어 운동 후에는 반드시 애용하는 선수도 있지 않을까?

고혈압, 당뇨병, 불면, 불안, 부인병

———

걱정되는 부작용으로 첨부문서에는 '발진·발적, 부기, 가려움, 따끔따끔한 느낌, 피부염'이라고만 적혀 있다. 이런 증상이 생기면 '사용을 중지하고 의사 또는 약사에게 상담'이라고 적혀 있다. 아보 교수는 말한다. "무릎 통증, 요통, 감기, 치질 등으로 빈번하게 소염진통제를 사용하는 사람은 주의가 필요합니다. 장기사용에 따른 폐해는 임상현장에서 일상적으로 관찰되고 있습니다."

피해 사항은 다음과 같다.

① 고혈압(소염진통제는 혈관을 수축시킨다.)
② 당뇨병(아드레날린이 증가하여 혈당치가 상승)
③ 강한 냉증(혈류장애로 손발이 얼음처럼 차가워진다.)
④ 끈질긴 두통, 요통, 생리통 등(만성적인 혈류장애와 과립구가 증가한다. 진통제로 통증이 만성화)

⑤ 자궁내막증(부인과 질환의 발병 위험을 높인다. 골반 내의 혈류가 나빠져 자궁내막증과 난소낭종에 걸리기 쉽다.)

⑥ 불면, 불안, 피로감(일상적인 사용으로 교감신경 긴장이 고정되어 몸은 항상 흥분 상태)

맥박이 쿵쿵, 심장은 두근두근

진통제 때문에 고혈압, 당뇨병, 냉증 같은 부작용이 생긴다는 사실에 이것을 애용하는 스포츠 선수는 아연실색하여 '처음 듣는 이야기에요' 하는 사람이 많을 것이다. 또한, 사용할수록 아프다는 악순환도 알아야 한다. 일상적으로 사용하는 사람은 잠을 이루지 못하고, 자주 피곤하고, 나른하고, 기분이 불안해진다고 한다. 당신의 피로감은 애용하고 있는 진통제 로션 탓일지도 모른다. "맥박이 쿵쿵 빨리 뛰고 자주 피곤하며 불면증에 시달립니다. 심장도 두근거려 기분이 매우 불안해집니다"라고 아보 교수는 말한다. 당신은 옆에 있는 외용 소염진통제를 쓰레기통에 던져 버리고 싶을 것이다.

이렇게 고친다! 통증이라는 몸의 혹사 때문에 근육이 비명을 지르고 있다. 통증이 발생할 때까지 운동하는 것은 잘못이다. 통증은 쉬라는 신호다. 목욕 등으로 혈액순환을 좋게 만들고 충분한 휴식을 취한다. 휴식이야말로 최대의 약이다. 진통제를 의지하는 건 너무 무섭다.

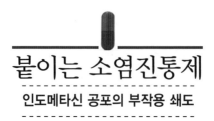

붙이는 소염진통제
인도메타신 공포의 부작용 쇄도

통증을 억제하면 악순환

'인도메타신 배합! 통증, 염증을 가라앉힌다.' TV 광고에서 자주 듣는 문구다. 인도메타신은 붙이는 습포약이나 진통제의 소염진통 유효성분이다. 붙이는 소염진통제의 바깥 상자를 보면 '인도메타신 3.5퍼센트 배합'이라고 적혀 있다. 진통소염고약, 통증에 침투라는 문구도 있다. 붙이는 소염진통제를 환부에 붙이면 소염진통 성분인 인도메타신이 피부 아래에 침투한다. 아보 교수는 소염진통제를 '병을 만드는 약'이라고 단정한다. "작용이 강하고 교감신경을 긴장시키고 혈류장애를 일으켜 과립구에 의한 조직파괴를 촉진한다는 점에서 '병을 만드는 약'의 대표적인 약입니다."

아보 교수가 발표한 바로는 붙이는 소염진통제는 사용하면 안 되는 상품이다. 아보 교수는 근거로 "병이 생겨 나타나는 통증이나 발열, 가려움, 설사 등의 불쾌증상은 몸이 나을 때 생기는 치유반응"이라고 분명하게 말한다. 더 나아가 증상을 약으로 억제하는 대증요법을 행하면 "환자는 일단 편안해지지만, 치유반응이 억제된 몸은 치유 기회를 잃고 맙니다. 그 결과 병의 상태가 나빠져 약의 양을 더욱 늘리는 악순환이 시작됩니다." 즉 소염진통제를 사용하면 할수록 통증이 심해지는 얄궂은 악순환이 환자를 기다리고 있다.

임산부는 사용하면 안 된다

붙이는 소염진통제에 배합된 인도메타신의 충격적인 부작용이 속출하고 있다. 예를 들면 급성신부전, 천식발작, 쇼크, 알레르기(발진), 위궤양, 위 내출혈, 빈혈, 혈액장애, 메스꺼움, 구토, 복통, 설사, 현기증, 부기, 구내염 등등.《약의 입문서》

제약회사 스스로 '의약품첨부문서' 등에서 경고하고 있다. "임산부에게 인도메타신 제제를 투여했더니 태아, 신생아에 위독한 부작용이 실제로 나타났다는 보고가 있습니다." 첨부문서에는 '임산부 또는 임신 가능성이 있는 부인에게는 절대 투여하지 말 것'이라고 금지하고 있다. 그 이유는 모체에 투여하면 태아의 동맥관이 닫혀, 태아가 사망하기 때문이다. 또한, 뇌내 출혈의 위험이 증가하여 괴사성장염, 심실성 기외수축, 저혈당 등이 발병한다. "임신 말기 임산부에게 투여했더니, 태아순환 지속증(PEC), 태아의 동맥관 수축, 동맥관 개존증, 태아 신부전, 태아 장천공, 양수 과소증 등이 일어났다." "동물실험(쥐)에서 기형유발 작용을 보고하고 있다." "쥐 태아의 (중략) 외형 및 골격에서 이상을 확인했다." 《약의 입문서》

두려운 부작용이 쇄도하고 있다. 기형 유발성이 일어날 가능성은 DNA가 손상된 여성이라면 누구라도 해당한다. 또한, 기형 유발성이 나타난다면 남성의 정자 생성 억제도 충분히 생각할 수 있다. 정자 기형은 불임증으로 이어진다. 붙이는 소염진통제에 이런 무서운 부작용이 있다니 놀라울 따름이다.

인도메타신은 단순한 독약

게다가 첨부문서에는 '다음의 환자에는 투여하지 말 것'이라고 투여금지 사항을 늘어놓았다. 인도메타신은 그만큼 위험하고 무서운 약물(독약)이다. 아래의 내장·혈액장애를 보면 인도메타신은 단순한 독에 불과한 것을 분명히 알 수 있다. (①~⑥는 중독환자)

① 소화 궤양 : 인도메타신으로 궤양이 심해질 가능성이 있다.
② 혈액 이상 : 혈액 이상이 심해질 가능성이 있다.
③ 간장·신장장애 : 간장 장애가 심해진다. 신장병의 경우, 혈류량 저하 등 신장장애가 심해진다.

④ 심장병 : 물, 나트륨의 저류가 일어나 심기능이 심해질 가능성이
   있다.
⑤ 고혈압 : 혈압상승의 가능성이 있다.
⑥ 췌장염 : 증상 악화의 가능성이 있다.
⑦ 과민증 : 살리실산계 화합물(아스피린 등)에 과민한 사람
⑧ 직장염 : 직장 출혈이 나빠질 가능성이 있다.
⑨ 치질 : 증상이 나빠져 항문 출혈이 생긴다.
⑩ 천식환자 : 비스테로이드성 소염진통제에 의한 중대한 천식발작
   을 일으킬 위험이 있다.

이렇게 환자를 더욱 악화시키고, 건강한 사람에겐 병을 일으킬 가
능성이 있다. 그래도 당신은 쉽게 손에 넣을 수 있다며 소염진통제
를 사용할 마음이 드는가?

붙일수록 아프다, 악순환의 시작
—

인도메타신의 정체는 무엇일까? 비스테로이드 항염증제, 아릴초
산계의 일종으로 그중에는 뇌염의 부작용으로 유명한 볼타렌도 있
다. 통증이 있는 곳에서는 세포조직을 재구성하기 위해 통증을 강하
게 느끼는 프로스타글란딘을 활발히 합성한다. 인도메타신은 합성
을 억제함으로써 통증을 편하게 만든다. 이것이 소염진통의 메커니
즘이다. 즉, 인도메타신이 잘 들어 프로스타글란딘을 억제하는 동안

통증은 사라진다. 그러나 약 효과가 다 떨어지면 통증은 재발한다. 따라서 붙이는 소염진통제를 다시 붙이는 악순환 때문에 중독자가 되어 간다. 더욱 무서운 것은 인도메타신 배합의 붙이는 소염진통제 애용자는 근육 자체가 야위어서 관절의 부담이 커져 통증이 심해진다. 장기사용하면 관절을 훼손해 치명상이 된다. 붙이는 소염진통제를 붙일수록 더욱 아프다는 구도다. 습포약 애용자는 악순환에 빠진 피해자다.

위궤양에서 간장 · 신장 · 췌장장애로
——

피부에서 흡수한 인도메타신은 근육에만 작용하는 것이 아니다. 인터넷을 통해 오카다 우에 침구원 원장은 경고한다. "근육통을 억제하는 작용을 하지 않았던 남은 분량은 정맥을 통해 심장에서 폐로 향합니다. 폐에서도 인도메타신은 프로스타글란딘의 합성을 억제하므로 천식이 있는 사람이 사용하면 안 됩니다." 게다가 심장에서 혈류를 타고 온몸을 덮친다. 위장 같은 소화관에 도달한 인도메타신은 위궤양을 일으킨다.

"인도메타신을 배합한 붙이는 약을 등에 잔뜩 붙이고 잔 다음 날 갑자기 위장 상태가 나빠졌다." "급성 십이지장궤양을 일으켜 구급차로 실려 갔다." 등등의 사례가 있다. 부작용을 고려하여 "진통제가 든 습포를 처방할 때는 반드시 소화관의 점막을 보호하는 약을 동시에 처방하거나 두 시간 이상은 붙이지 않도록 지도하는 병원도 있다"고

한다. 잘 때 붙이는 것은 최악이다.

습포약에 배합된 인도메타신은 소화관에 부작용을 불러일으킨다. 오카다 원장은 진통제 성분이 배합된 온습포는 사용하지 않는 것이 현명하다고 충고한다. 인도메타신은 단기간 냉습포에 한정해서 사용해야 할 성분이라고 한다. 그러나 만성 통증에 사용하는 온습포에도 인도메타신을 배합한 상품이 나와 있다. 오카다 원장의 걱정은 끊이지 않는다. "소비자는 옛날의 고약이라고 착각하여 대량으로 사용하므로 간장, 신장, 췌장에 장애가 생기는 사람이 잦을 것으로 예상합니다." "약의 해로움으로 인한 염증인데도 (중략) 사람에 따라서는 더욱 심한 증상이 발생하여 긴급 입원할 수도 있습니다."

아무것도 모른 채 광고에 세뇌당하는 것이 두렵다.

이렇게 고친다! 통증도 몸이 나으려는 치유반응이라고 아보 교수는 말한다. 통증은 움직이지 말라는 신호다. 안정을 취하면 반드시 낫는다. 진통제로 속이는 것은 지옥행 승차권을 사는 것이다. 혈류를 촉진하는 온열요법, 마사지와 침구요법 등을 하면 효과가 있다.

7장

스테로이드 약물
장기투여 지옥

병이란 신체가 낫는 현상이라는 대원칙을 상기하길 바랍니다.

여러 증상의 목적은 혈류를 늘려 유해물질을 배설하는 데 있습니다.

스테로이드제(소염제)

끝없는 약물 장기투여 지옥으로

원래는 긴급 의료에만 사용하는 약

소염진통제의 강한 부작용에 놀라면 안 된다. 뛰는 놈 위에 나는 놈이 있다. 그것은 바로 스테로이드제다. 이 약물은 염증을 제거하는 작용이 강해서 소염제라고 부른다. 아보 교수는 말한다. "스테로이드제는 극적인 항염증 작용으로 기적의 약으로 주목 받던 시절이 있었습니다."

염증은 림프구의 일종인 과립구가 침입한 세균을 활성산소로 죽이는 상태다. 염증을 화염방사기라고 하면, 불꽃은 자신의 조직까지도 공격한다. 그래서 염증이 생긴 부위는 아프다. 활성산소를 대량

방출하여 세포를 산화시키기 때문이다. "스테로이드제는 활성산소를 무독화 시키는 작용이 있으며, 모든 세포의 산화 반응을 한순간 막습니다. 구급상황으로 일각을 다툴 때는 스테로이드제가 필요한 사례도 분명히 있습니다." (아보 교수)

중증 화상이 피부조직을 파괴하여 생명이 위험할 때, 말벌에 쏘여 쇼크로 호흡이 멈췄을 때, 이런 구명의료 현장에서는 분명히 스테로이드제는 기적의 약으로 눈부신 위력을 발휘한다. 하지만 어디까지나 구급의료용 의약품이다.

만성병에 대량으로 남용하면 지옥이 시작된다

―

"그러나 만성질환에 사용하는 경우는 사정이 다릅니다"라고 아보교수는 경종을 울린다. 원래 긴급 의료약인 스테로이드제를 어쩐 일인지 만성병에도 대량으로 남용하고 있다. ① 아토피성 피부염, ② 궤양성 대장염, ③ 크론병, ④ 교원병 등. 아보 교수는 스테로이드제의 투여가 난치병을 만드는 원인이라고 한다. 과연 이러한 병에 처음 사용하기 시작하면 스테로이드제는 조직의 염증을 제거하는 좋은 치료제로 작용한다. 그러나 어느 순간부터 조직을 파괴하는 나쁜 약으로 변해간다.

정의의 아군이 어느덧 악의 영웅으로 변하고 만다. 왜일까? 비밀은 스테로이드제의 조성에 있다. 이것은 콜레스테롤 같은 지방질 성분이다. 처음 사용하기 시작했을 때는 체외로 스테로이드제를 배설할 수 있어서 소염효과만을 얻는다. 예를 들면 아토피성 피부염에 사용한 경우 처음에는 소염효과가 발휘되고 피부도 좋아진다. 이 극적 효과를 위해 의사도 환자도 스테로이드제를 놓을 수 없다. 그러나 계속 사용하면 악으로 변하기 시작한다.

"서서히 몸에 축적되어 머지않아 산화콜레스테롤로 변하고 주변의 조직을 산화하여 새로운 피부염을 일으킵니다. 체내에서 산화가 진행되면 교감신경의 긴장이 심해져 과립구 증가에 따른 조직파괴도 진행되어 염증이 심해집니다."(아보 교수) 염증 악화로 아토피성 피부염이 심해져서 피부 파괴가 진행된다.

수많은 새로운 병이 추가된다

———

이쯤에서 의사는 병 악화의 원인이 처방 스테로이드제라는 걸 깨달을 법도 하다. 그러나 그렇지 않다. 병을 막기 위해 의사는 더욱 많은 스테로이드제를 투여한다. 그것이 듣지 않으면 강한 스테로이드를 추가 투입한다. 아보 교수의 경고는 이어진다. "이렇게 스테로이드 중독이 만들어집니다. 아토피성 피부염뿐만 아니라, 교원병 등 스테로이드제를 사용하는 모든 병에서 같은 과정을 거칩니다. 난치병이 돼버린 아토피성 피부염은 의원병(의료 때문에 생긴 병) 그 자체입니다." 스테로이드제를 일상적으로 사용하면 병이 심해지고 치료하기 힘들 뿐 아니라, 교감신경을 긴장상태로 만들어 수많은 새로운 병이 추가된다. (표10)

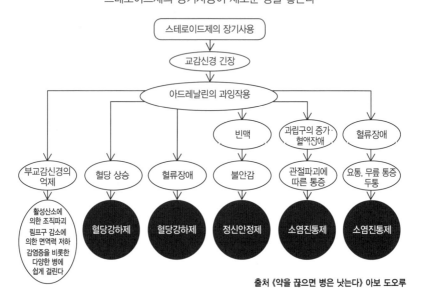

표10 ■ 부작용으로 다양한 병을 발생시켜 '약물 장기투여 지옥'으로!
스테로이드제의 장기사용이 새로운 병을 낳는다

출처 《약을 끊으면 병은 낫는다》 아보 도오루

환자는 지옥, 병원은 천국

우선 교감신경 긴장으로 부신에서 아드레날린을 분비한다. 분노의 호르몬 아드레날린은 혈당치를 올리는 작용을 한다. 따라서 당뇨병이 발병하고, 그러면 혈당강하제를 투여한다. 아드레날린 때문에 혈압이 올라가고 혈압강하제를 처방한다. 또 맥박수도 올라간다. 1분간 100회 이상의 빠른 맥을 일으켜 불안감이 늘어난다. 그러면 의사는 정신안정제를 먹인다. 과립구 때문에 조직 파괴가 진행되어 온몸의 관절이 나빠져 요통, 무릎 통증으로 신음한다. 그러면 진통제인 소염진통제가 등장한다.

이렇게 스테로이드제를 일상적으로 사용하는 환자는 "온몸에 혈류장애가 진행되어 환자의 손발은 얼음처럼 차가워집니다. 도미노처럼 증상이 늘어나 그때마다 강압제, 정신안정제, 먹는 당뇨약, 소염진통제를 새롭게 추가하여 환자는 약물 장기투여에서 벗어날 수 없습니다."(아보 교수) 게다가 소염진통제는 몇십 가지나 되는 질환을 일으킨다. 스테로이드제의 안이한 처방이 마지막에는 환자를 최악의 끝없는 약물 장기투여 지옥으로 떨어뜨리고 만다. 그러나 이 시스템은 제약회사나 병원에는 극락 같은 메커니즘이다. 스테로이드제의 약물 투여가 수많은 약물소비를 맹렬히 불러일으킨다. 제약회사의 수익은 하늘을 찌르는 로켓처럼 천정부지로 오른다.

치유반응(염증)을 멈추지 않는다

아토피, 교원병 등 만성질환에 스테로이드제를 사용하면 안 되는 이유는 장기사용하면 병을 고치는 데 필요한 치유반응(염증)을 완전히 중지시키기 때문이라고 아보 교수는 강조한다. 알레르기 반응으로 발열, 염증, 가려움, 발진 등 다양한 불쾌증상이 나타난다.

"병이란 신체가 낫는 현상이라는 대원칙을 상기하길 바랍니다. 여러 증상의 목적은 혈류를 늘려 유해물질을 배설하는 데 있습니다."(아보 교수)

알레르기 체질인 사람은 설탕과 고기를 좋아하고 과식하는 경향이 있고, 편식으로 소위 산성체질(acidosis, 아시도시스)이다. 그만큼 과립구 등 림프구가 과잉되어 있어 약간의 자극으로도 피부염을 일으킨다. 알레르기 질환 완치를 위해서는 "림프구 과잉체질을 개선하는 것이 중요합니다. 그 부분을 생략한 채 단지 소염 치료만 하는 건 위험합니다. 그러나 많은 의사는 스테로이드제나 소염진통제의 해로움을 경시하고 몇 년이라는 긴 시간 동안 사용하고 있습니다"라고 아보 교수는 말한다.

약을 중단하면 재발 위험

환자가 스테로이드 지옥에서 탈출하려면 이탈밖에 없다. 그러나 사용기간이 긴 사람은 재발도 강렬하다. 약을 중지하면 증상이 심해지는 현상이다. 간단히 말하면 약물중독의 금단증상이다. 환자가 혼자서 실행하면 위험을 수반한다. 아보 교수는 "스테로이드제에서 벗어나기 위해서는 의사에게 상담을 받으면서 진행해 주세요"라고 조언한다. 다만, 교원병으로 장기간 사용하고 있는 사람은 완전이탈은 어렵다고 한다. 목숨에 관련된 일도 있으므로 자기만의 판단으로 약을 중지하면 위험하다. 그만큼 스테로이드제는 무서운 약이다.

이렇게 고친다! 스테로이드제 복용 기간이 6개월~1년이면 우선 2주간 약을 절반으로 줄인다. 그 후, 약의 양을 절반으로 줄여 1~2주와 4~6주에 걸쳐 끊는다. (아보 교수의 조언)

의원병

왜 궤양성 대장염, 크론병이 증가했는가?

약 때문에 증가했다

일본에서 궤양성 대장염을 1975년 난치병으로 지정하였다. 대장의 점막에 짓무름이나 궤양이 생기는 병이다. 증상에는 설사, 혈변, 점액이나 고름이 섞이는 점혈변, 하복부통, 발열, 권태감, 빈혈, 체중 감소 등이 있다. 후생노동성은 "일단 발병하면 좋아지기도 하고 나빠지기도 하면서 재발을 반복한다. 그러므로 평생에 걸친 의료관리가 필요하다"고 한다. 후생노동성이 난치병(특정질환)으로 지정한 이유는 바로 여기에 있다. 이것은 진실인가? 평생에 걸친 의료관리란 도대체 무엇인가?

우선 놀라운 것은 폭발적인 환자수의 증가다. (표11 위 그래프) 1975년 난치병 지정 이후, 환자수가 급증한 것은 이상하다. "왜, 특정질환이라고 지정한 후 환자수가 격증한 것일까? 이 병을 난치병으로 만드는 원인은 어디에 있는 걸까? 그 대답은 잘못된 치료로 인한 약의 해로움이라고 할 수 있습니다." 아보 교수는 분명히 궤양성 대장염은 의원병이라고 단정한다. 아보 교수의 말을 빌리면, 이 병의 진짜 원인은 스트레스에 의한 교감신경의 긴장 상태가 초래한 과립구의 조직 파괴라고 한다. 증거로 환자의 혈액검사에서 정상범위를 훨씬 넘은 과립구를 관찰할 수 있다. (표11 아래 그래프)

표11 ▪ 궤양성 대장염은 의료이권이 만든 악마의 의원병

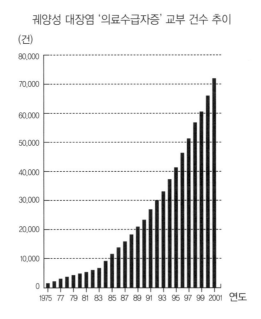

궤양성 대장염 '의료수급자증' 교부 건수 추이

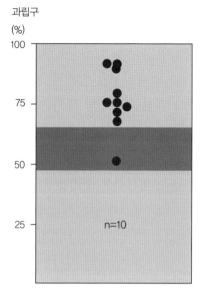

궤양성 대장염 질환의 백혈구 상태

과립구
(%)

"증가한 과립구는 죽기 직전에 대장의 점막에 이르러 활성산소를 방출하고 점막에 상처를 줍니다. 그 결과 점막에 짓무름과 궤양이 형성됩니다." (아보 교수)

증상은 모두 치료 과정

생체는 발생한 피해를 복원하는 자연치유력을 갖추고 있다. 젊은 사람일수록 치유력이 왕성하다. 그래서 젊은 사람에게 대장염 환자가 많다. 신체는 연동운동을 촉진하여 대장에 막힌 내용물을 설사로 배설하려고 한다. 부교감신경이 우위가 되고 혈관이 확장하여 혈류도 회복한다. "상처를 입은 점막의 재생을 촉진합니다. 그 과정에서 지각신경을 자극하여 통증을 일으킵니다"라고 아보 교수는 말한다. 그래서 복통이 일어나고 과립구의 시체인 고름을 배출하므로 점혈변도 나온다. "궤양성 대장염 일련의 증상은 모든 조직을 복원하는 과정에서 생기는 치유반응입니다"라는 아보 교수의 설명은 실로 명쾌하다.

설사도 복통도 혈변도 치유되면서 차츰 진정되어 사라진다. 그 사이 소화기에 부담을 주지 않도록 절식하고 쉬는 것이 가장 좋다. 결국은 먹지 않고, 움직이지 않으면 자연스레 병은 낫는다.

소염진통제와 스테로이드제의 비극

—

그러나 현대의학은 이러한 증상을 나쁘다고 단정하여, 설사나 복통을 억제할 목적으로 소염진통제를 환자에게 투여한다. 상품명은 펜타사, 사라조피린 등 장용성(腸溶性)의 아미노살리실산이다. 게다가 염증을 억제할 목적으로 스테로이드제까지 사용한다. 소염진통제와 스테로이드제! 엄청난 부작용을 초래하는 두 가지 악마의 약을 굳이 치료하지 않아도 나을 젊은 환자에게 대량 투여하는 광기! 이것은 모두 교감신경을 긴장시켜 자연치유를 방해한다. 게다가 과립구까지 증가시킨다.

"활성산소 때문에 조직파괴가 확대되어 병세가 더욱 나빠집니다.

과립구 증가가 원인이 되어 일어나는 병에 과립구를 더 늘리는 치료를 하면 난치병이 되는 것이 당연합니다." (아보 교수)

평생에 걸친 의료관리란 일생 소염진통제와 스테로이드제 같은 약물을 장기투여한다는 의미다. 그러므로 궤양성 대장염의 환자수가 로켓처럼 올라가 폭발한다. 원래는 치료하지 않으면 저절로 낫는 병이다. 그것을 후생노동성은 굳이 특정질환으로 지정했다. 그리고 증상이 심해지면 증상 악화를 노려 소염진통제와 스테로이드제의 투여를 지도했다. 실로 국회의원, 관료, 제약자본의 정치 · 관료 · 회사가 합동으로 만든 교묘한 음모다.

크론병도 악마의 의원병이다

궤양성 대장염의 폭발적 증가와 같은 추세를 나타내는 것이 크론병이다. 역시 같은 과정을 거쳐 난치병이 되었고, 이것도 젊은 층에서 많이 볼 수 있다.

"소장을 중심으로 한 소화관의 점막에 염증이 일어나 궤양이 생기거나 소화관의 내강이 좁아지거나 장벽에 구멍이 생기는 병입니다. 발열, 복통, 설사, 혈변, 체중감소 등의 증상을 수반합니다. 소장은 말하자면 림프구의 영역으로 과립구는 침입할 수 없습니다. 그래서 소장에 서식하는 대식세포가 염증을 일으킵니다. 치료는 먼저 소개한 소염진통제, 스테로이드제 외에 면역억제제를 사용합니다." (아보 교수)

의약품은 심각한 부작용을 일으켜 더욱 다종다양한 병의 원흉이 된다. 그것은 지금까지 말한 대로다. 폭발적으로 늘고 있는 크론병도 궤양성 대장염과 완전히 같은 음모를 바탕으로 인위적으로 증가했다. 이를테면 악마의 의원병이다. 이런 소름 끼치는 소행이 정부 지도로 태연하게 이루어져 왔다. 실로 살갖에 소름이 돋을 만큼 전율이 일어난다.

이렇게 고친다! 궤양성 대장염, 크론병은 약을 끊는 것이 치유를 향한 첫걸음이라고 아보 교수는 말한다. 단, 환부협착이 진행될 때 일정 기간의 복용은 어쩔 수 없지만 약을 끊으면 억눌린 증상이 단숨에 분출된다. 2, 3일은 심한 설사와 복통을 일으킨다. 그 시기가 지나 일주일 정도면 염증이 가라앉는다. "탈수 방지를 위해 수분을 충분히 섭취할 것." (아보 교수) 후생노동성이 말하는 난치성은 새빨간 거짓말이다.

아토피 치료약

스테로이드제의 재발, 중독성은 무시

스테로이드에 빠지다!

아토피성 피부염 환자는 전국에 약 35만 명이다. 치료현장에서는 스테로이드제를 남용하고 있다. 그래서 재발 때문에 고민하는 환자도 끊이지 않는다. 바르면 낫고, 끊으면 재발하는 일을 반복한다. 약물중독은 점점 더 심해져 아토피 증상은 한없이 나빠진다. 소위 스테로이드 지옥이다. 왜일까? 사실은 의사용 아토피 치료 가이드라인에는 스테로이드의 큰 부작용과 재발에 관한 언급이 없다. 그래서 의사는 안심하고 마음껏 사용한다. 환자로부터 클레임이 있어도 '가이드라인에는 적혀 있지 않다'고 일축한다. 허울 좋은 책임 회피다.

이렇게 지금도 스테로이드 재앙에는 브레이크가 없다.

이 지침은 일본 피부과학회가 작성했다고 한다. 최악의 부작용을 무시한 지침에 따라 전국의 피부과 의사들은 환자를 스테로이드에 빠뜨린 것이다. 매상이 올라 웃음이 그치지 않는 것은 제약회사다. 나는 이 지침을 사실상 작성한 것은 그들이라고 확신한다. 피부과학회의 의사들이 적당한 답례를 제약회사로부터 받은 것이 틀림없다. 왜냐하면, 지침을 작성한 의사의 약 90퍼센트가 제약회사로부터 거액의 지원금을 받고 있기 때문이다. 내가 악마의 가이드라인이라고 부르는 이유는 여기에 있다.

식사요법 등 생활지도는 제로

아토피 치료 지침에는 '증상을 진정시키는 대증요법으로 스테로이드 외용제와 타크로리무스 연고로 염증을 억제한다'고 되어 있다. 이것이 기본치료이며 후자는 소염진통제의 일종이다. 게다가 보습제, 보호제, 가려움을 억제하는 히스타민약, 항알레르기약의 복용을 지도한다.

바로 이것이 약물남용, 즉 약물 장기투여 지침이다. 스테로이드제 복용의 가장 무서운 중독성과 재발에 관한 설명은 없다. 더 나아가 이 지침의 최대 결함은 식사요법 등 아토피 치료 근간에 관한 설명이 전혀 없다는 점이다. 아토피의 최대 원인은 설탕이나 육식 등 편식 때문에 생기는 체질악화다. 지침은 완치를 위한 생활개선을 전혀 언급하지 않는다. 그들의 본심은 환자가 치유되기를 바라지 않기 때문이다.

피부과 의사 7인의 반란과 제언

"가이드라인에 재발 가능성과 중독성을 기재하라!" 환자의 참상에 참다못한 피부과 의사 7명이 피부과학회에 반기를 들었다. 2010년 3월 10일 도쿄와 가나가와 현, 아이치 현 등의 피부과 의사가 연맹하여 진정서를 제출하였다. 대표는 후카야 모토쓰구(전 국립나고야병원 근무의)다. 그는 동시에 《스테로이드 의존 2010-일본 피부과학회는 가이드라인을 수정하라》는 책을 집필하여 간행하였다. (NPO 법인 의약 비지란스센터 간행)

약물을 가장 많이 의존하고 있는 것은 의사나 병원 등 현대 의료 이권이다. 이탈을 요구하는 소리가 현장에서도 더욱 분출할 것이다. 〈도쿄신문〉 2010. 3. 13 참조

이렇게 고친다! 양심적인 소아청소년과 의사로 유명한 마유미 사다오 씨는 현재 폭발적으로 늘고 있는 아토피의 가장 큰 원인은 우유 알레르기라고 말한다. 설탕, 고기, 달걀 등의 동물 단백질 섭취 증가, 그리고 포식, 폭식, 환경오염으로 일본인의 체질악화가 알레르기 다발의 원흉이 되었다고 한다. 따라서 소식, 채식, 자연식을 기본으로 한 음식을 먹는 것이 좋다. 덧붙여 웃음, 휴식 등 스트레스를 벗어난 생활로 바꾸면 아토피는 사라진다.

가려움을 멈추는 물약

악명 높은 스테로이드제, 아이에게 바르면 안 된다

벌레에 물려서 생기는 증상은 천연 예방주사

나는 규슈의 후쿠오카 시골에서 자랐는데 가려움을 멈추는 약과
는 인연이 없었다. 초등학생 시절 여름방학이 되면 집 뒤에 있는 숲
으로 자주 매미를 잡으러 가고는 했다. 숲에선 매미가 요란하게 울
고 다리와 팔은 각다귀에 마구 물렸다. 그래도 매미 잡기에 열중했
다. 물린 뒤에는 점점이가 생겨 가려워서 견딜 수 없었다. 그런 때는
둥글게 붉어진 피부에 손톱으로 십자를 새겨 넣었다. 그러면 가려움
은 더했으나, 1~2시간이면 가라앉았다. 신기하게도 자라면서 더는
모기에 물리지 않았다. 모기에 물려도 내성이 생겼는지 그다지 가

194

렵지도 않았다. 성인이 되자 알레르기와는 전혀 관계없는 건강한 몸이 되었다. 어렸을 때 모기 같은 벌레에 많이 물린 것에 감사하다. 그것은 실로 천연 예방주사였다. 모기의 미량의 독이 체내에 들어갔기 때문에 면역력이 강해진 것이다.

최근 부모들이 야외캠프에서 벌레 물린 데 스프레이 약을 뿌리는 것을 종종 본다. 사람은 벌레에 물릴수록 강해지는 법이므로 약을 바르지 않아도 된다.

피부는 독을 흡수한다

물약에는 벌레에 물렸을 때 가려움에 뛰어난 효능을 나타내는 부신피질 호르몬인 데키사메타존 초산 에스테르가 배합되어 있다. 그리고 디펜히드라민 염산기, 살균제 이소프로필메틸페놀도 배합되어 있다. (첨부문서 표12)

표12 ■ 아이의 피부를 통해 독물을 체내에 넣으면 안 된다
가려움을 멈추게 하는 약의 배합성분

성 분 · 함 량
본 약은 물약으로 100mL 기준으로 다음의 성분을 포함한다.
데키사메타존 초산 에스테르·············0.025g
디펜히드라민 염산기 ·····················2g
이소프로필메틸페놀·····················0.1g
l-멘톨······················3.5g
dl-캠퍼·····················1g
첨가물: 에탄올

어린 아이의 피부에 바르는 것은 아주 작은 자극도 없고 안전한 것을 고르고 싶다는 것은 부모로서 당연하다. 피부는 어떤 독물이라도 바르면 흡수한다는 것을 절대로 잊어서는 안 된다. 아이의 피부에 바르는 독성물질은 피부에 닿으면 경피 독으로 변해 체내에서 나쁜 짓을 한다. 여기에 표시한 성분은 모두 아이의 체내에서 독으로 변해 흡수된다는 것을 기억하길 바란다.

중대한 부작용을 불러온다
—

① 데키사메타존 초산 에스테르 : 그야말로 악명 높은 스테로이드 호르몬제다. 아보 교수는 "병을 난치병으로 만든다"고 단언한다. 극적인 항염증 효과로 기적의 약이라고 인기 있던 시대도 있었다. 그러나 예상을 뛰어 넘는 부작용이 속출하였다. 우선 첫 번째 비극은 아토피성 피부염 환자를 덮쳤다. 처음에는 스테로이드제를 바르면 피부가 놀랍도록 깨끗해진다. 그러나 일상적으로 사용하면 상황은 변한다. 교감신경의 긴장으로 혈류는 억제되어 도미노 반응처럼 속속 부작용이 늘어난다.

"강하게 작용하므로 대량으로 장시간 사용하면 큰 부작용을 일으킨다. 다른 약으로는 효과가 없는 중증에 사용한다. 병의 증상을 잠깐 억제할 목적으로 사용한다."《약의 입문서》
"우리 집은 벌레 물린 데 바르는 약만 사용해요." 이런 젊은 엄마의 반론이 돌아올 것 같다. 그러나 벌레에 물려서 생기는 증상은 다른 약으로는 효과를 볼 수 없는 중증일까? 잠재적으로 강렬한 부작용을 초래할 약물은 잠깐이라도 아이에게 절대로 바르면 안 된다.

체내에 독물을 넣으면 안 된다

② 염산 디펜히드라민 : 항알레르기 외용제다. 알레르기를 일으키는 원인물질이 될 화학전달물질의 작용을 억제하고 가려움이나 염증을 완화하는 외용제다. 부작용은 과민증, 피부가 붉어지고, 붓고, 가려움이 더 심해진다. 바르면 증상이 심해질 수도 있다.

③ 이소프로필메틸페놀 : 살균제, 균을 죽이는 독성물질이다. 가려움을 멈춰주는 약을 바르면 처음에는 거짓말처럼 가려움이 사라진다. 그러나 가려울 때마다 미량의 유독성분이 피부에서 아이의 체내에 침투하여 경피 독이 된다. 미량이라도 아이의 체내에 유독 화학물질을 침투시키면 안 된다. 그것은 어른도 마찬가지다.

모기에 물려 부으면 손톱으로 십자 모양으로 눌러준다. 가려움이 분산되어 가라앉는다. 단것이나 기름기 있는 음식, 육식을 과다 섭취한 경우, 몸이 산성체질이 되어 벌레에 물렸을 때 반응도 심해진다. 가려움은 식생활부터 바꿔 개선하자.

8장

두통의 원인은
두통약

통증은 신체에 쉬라고 명령하는 것이다.

쉬고 있는 동안에 무슨 일이 일어나는 걸까?

자연치유력이 작용한다.

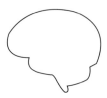

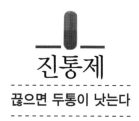

진통제
끊으면 두통이 낫는다

두통의 원인은 두통약이었다

《약을 끊으면 두통이 낫는다(薬をやめたら頭痛が治る)》라는 두통환자가 들으면 기겁하여 졸도할 만한 책이 있다. 이 책의 저자가 일본 굴지의 두통 전문의라서 더욱 충격이다. 저자인 시미즈 도시히코 씨는 도쿄여자의과대학 뇌 신경센터 두통 외래담당강사다. 그는 담담히 말한다.

"진통제는 통증을 느끼는 신경의 회로를 끊을 뿐입니다. 통증의 원인인 염증 자체를 억제하는 작용은 없습니다. 자주 사용하여 통증을 얼버무리면 효능이 나빠집니다. 게다가 뇌의 신경세포가 과민해져 작은 자극에도 아픔을 느낍니다. 약으로 두통을 억제한다고 생각했는데 두통의 횟수가 늘고 만성화됩니다. 증상도 더 나빠져 약물남용 두통에 빠지고 맙니다." 〈마이니치 라이프〉 '건강상식의 거짓과 진실 No.20'에서 요약

두통의 원인은 두통약이었다. 웃기는 이야기다. 두통약을 먹으면 먹을수록 두통은 점점 심해진다. 그 점을 두통 외래 전문의가 분명히 경고한다.《약을 끊으면 두통이 낫는다》라는 책까지 써서 계몽하고 있다. 시미즈 의사는 용기 있는 사람이다. 진실의 공개는 두통약(진통제)으로 막대한 수익을 올리고 있는 제약회사에 피해를 주는 행위이기 때문이다. 그들에게는 이 책이 두통거리일 것이다.

낫고 싶으면 두통약을 끊어라

내부고발로 우리는 '약물남용 두통'이라는 당치도 않은 병명을 알았다. 글자 그대로 두통약 남용으로 만들어지는 두통이다. 시미즈 의사는 "40세가 넘어 한 달에 5~6회 이상 머리가 아프고 진통제를 손에서 놓지 못하는 사람은 약물남용 두통이 의심된다"고 한다.

"두통을 고치고 싶으면 두통약을 끊어라"라는 말은 마치 블랙 조크 같은 이야기지만, 이것이 진실이다. 그는 "두통에 대비해서 가방에 진통제를 넣어 다니는 여성이 많을 것이다. 하지만 과다 사용은 오히려 두통의 근원인 것을 알고 있나요?"라며 〈마이니치 라이프〉 기사를 통해 경고한다.

오늘도 TV에서는 두통약 광고를 방영하고 있지만, "먹으면 두통이 심해진다"는 공포의 부작용은 교묘하게 숨기고 있다. 두통약을 먹을수록 약에 대한 내성으로 사용량은 늘어난다. 끊으면 심한 두통이 엄습한다. 약물중독의 공포다. 각성제 중독과 완전히 같지 않은가? TV 광고가 약물중독을 일으키고 두통약의 매상은 자꾸만 늘어난다. 막대한 이익이 제약회사에 굴러 들어간다. 중독자가 된 사람들은 영원히 두통약이 두통의 원인인 것을 모른 채 인생을 끝낸다.

통증은 쉬라는 뇌의 명령
—

도대체 통증이란 무엇인가? 통증은 몸의 어딘가에 이상이 있다는 체내로부터의 신호다. 머리가 아플 때는 머리에 이상이 있다고, 배가 아플 때는 배에 이상이 있다고 알려준다. 그러므로 통증은 정상이 아닌 곳까지 가르쳐 준다.

통증이 있을 때는 다른 일을 할 수 없다. 다리가 아프면 걸을 수 없다. 머리가 아프면 이런저런 생각을 할 수 없다. 즉, 통증은 움직이지 마, 사용하지 말라는 몸의 명령이다. 통증은 신체에 쉬라고 명령하는 것이다. 쉬고 있는 동안에 무슨 일이 일어나는 걸까? 자연치유력이 작용한다. 자연(우주)이 부여해 준 치유하는 힘이 최대한으로 발휘된다.

야생동물의 뛰어난 지혜를 본받자

―

야생동물은 모두 이 진리를 알고 있다. 그러므로 그들은 상처를 입거나 아플 때는 굴속에서 아무것도 먹지 않고 조용히 쉰다. 쉰다는 것은 신체와 함께 소화기계도 쉬는 것이다. 인간이 하루 세끼를 먹으면 그것을 소화 흡수하는 에너지는 정식 마라톤을 달리는 것만큼 방대하다. 먹지 않고 단식하면 소화 흡수된 에너지는 모두 치유와 배독에너지로 이동한다. 단식으로 면역력이 몇 배, 몇십 배로 뛰어오른다.

자연치유력은 음식을 중단하면 최대로 능력을 발휘한다. 야생동물은 모두 그 진리를 알고 있다. 만물의 영장인 호모사피엔스만이 당연한 진실을 모른다. 의사나 간호사는 "잘 먹지 않으면 병은 낫지 않아요"라고 환자의 입에 음식을 억지로 밀어 넣는다.

이렇게 고친다! ① 두통약을 쓰레기통에 ② 조용한 방에 눕는다 ③ 먹지 않고, 움직이지 않고, 자는 것이 통증을 고치는 비결이다 ④ 채식, 소식, 요가, 명상 등 생활양식을 고친다. 약물에서 벗어나면 두통은 반드시 낫는다. 그러므로 확신을 갖고 쉬어라.

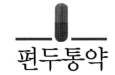

편두통약
지끈지끈 낫지 않는 것은 약의 금단증상

1,000만 명이 편두통 환자

약물남용 때문에 두통이 심해진다는 사실에 충격을 받은 애용자도 많을 것이다. 두통약이 두통을 낳고 그것이 괴로우니까 또 두통약을 먹는다는 끝없는 지옥으로의 나선모양이다. 실로 두통약이란 악마의 진통제라고 부를 수밖에 없다.

전형적인 예가 편두통약이다. 편두통이란 도대체 무엇인가? 지끈지끈 머리가 아프고, 구토가 날 만큼 두통 중에서 가장 아프다. 일본에서는 8퍼센트의 사람이 편두통 환자라고 한다. 어림수로 잡아도 약 1,000만 명이 편두통 환자라는 셈이다. 제약회사 입장에서는 까

무러질 만큼 기쁜 시장이다. 그럼에도 의학계에서는 편두통의 원인을 모른다고 하니 기가 막힌다. 두통약은 통증의 원인을 치유하는 것이 아니다. 통증의 전달신경을 방해하여 느끼지 못하게 할 뿐이다. 구조는 모르핀과 같다.

편두통의 정의는 그림3이다. 〈도쿄신문〉 2007. 4. 20

해당하는 항목이 많을수록 편두통이라는 진단을 내린다. 난처하게도 의사는 기존의 두통약보다 강한 편두통약을 당신에게 처방한다. 특효약이므로 통증은 곧 좋아진다. 그러나 즉효성과 유효성은 같다.

약의 원칙을 상기하길 바란다. 매스컴 보도조차 이렇게 주의를 환기하고 있다. "약을 오래 복용하면 새로운 두통의 원인이 될 수도 있다." "특효약 T 남용을 삼가세요." 〈도쿄신문〉 2007. 4. 2

그림3 ▪ 두통약의 원인은 두통약이었다!

편두통을 확인할 수 있는 포인트

☐ 발작성이다(길게 이어지지 않는다)
☐ 움직이면 머리가 울린다
☐ 통증이 상당히 강하다
☐ 지끈지끈 아프다
☐ 한쪽만 아프다
☐ 구토가 난다
☐ 빛이나 소리에 과민해진다
☐ 징조가 있다(반짝반짝 빛나는 것이 보인다)

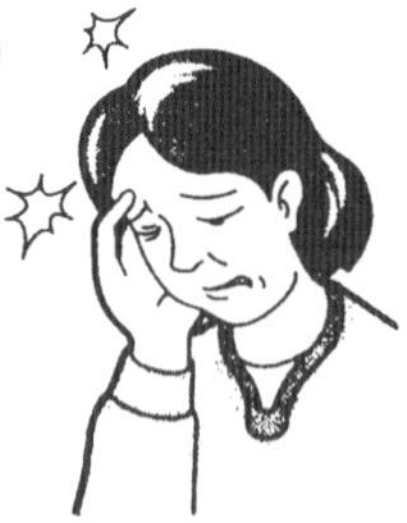

출처 〈도쿄신문〉 2007. 4. 20

편두통의 범인은 특효약이었다

——

현재 병원의 편두통 치료는 통증의 세기에 따라 경도에서 중도까지는 소염진통제를 사용하고 있다. 중도 이상에서는 특효약을 장려하고 있다. 매년 간행되는 가이드라인에서 추천한 약이다. 그런데 문제의 편두통약은 두통 발작이 심해도 효과를 볼 수 있다고 한다. 따라서 발작의 불안으로부터 환자를 해방시키는 특효약으로 의사가 처방한다.

그러나 "이 약을 사용하면 통증이 바로 가라앉기 때문에 과다 복용으로 이어지기 쉬워 약물남용으로 말미암은 두통이라는 문제가 생긴다"고 〈도쿄신문〉은 경고를 한다. 특히 약을 한 달에 10일 이상 먹는 사람에게 일어나기 쉽다고 한다. 즉 일상적으로 사용하는 사람을 괴롭히는 견디기 어려운 두통의 원인은 편두통 특효약이었다.

발작은 약물중독의 금단증상

——

애용자는 '설마……' 하며 여우에게 홀린 심정일 것이다. 아마 처방하는 의사는 특효약이 만성 두통의 원인이 된다는 큰 부작용을 한마디도 가르쳐 주지 않았을 것이다. 이 사실을 알고서도 일상적으로 사용할 바보는 없다. 항암제가 암 악화, 재발의 원인이 된다는 진실을 암 전문의가 절대로 환자에게 가르쳐 주지 않는 것과 같다. 편두통의 정체가 약물남용으로 말미암은 두통이기 때문에 특효약을 끊는 것이 먼저다. 이때 일어나는 심한 두통은 실로 약물중독의 금단 증상 자체이므로 견딜 수밖에 없다.

기막히게도 정부는 두통을 억제하기 위한 예방요법까지 준비하고 있다. 이것 또한 약물요법이다. 두통 일기를 쓰게 해 발작이 일어날 것 같다고 생각했을 때 예방약을 먹는 방법을 권장하는 의사도 있다. 예방약 성분으로는 칼슘 억제약 로메리진이 있다. 두통이 사라지는 게 아니라, 발작횟수가 줄어드는 정도다. 그 대신 이번에는 로메리진 때문에 다른 부작용이 나타나는 무한 비희극이다.

이렇게 고친다! 만성두통의 통증은 금단증상이다. 아무튼, 약을 끊는다. 그리고 누워서 통증을 견디는 것이 중요하다. 자연치유력으로 반드시 통증은 사라진다. 치유력을 올리기 위해서는 소식, 단식 등이 좋다. 또한, 사람이 많은 곳을 피한다. 장시간 햇빛 아래에 있지 않는다. 수면도 부족함 없이 취한다.

9장

수면약에 빠져
범죄의 길로

한 수면약의 사용주의서에는 재미있는 문구가 있다.
'불면증인 사람은 먹지 마세요.'

평소 불면인 사람, 불면증 진단을 받은 사람,
이것은 도대체 무슨 의미일까?

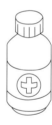

수면제
약물중독에 빠져 자살, 방화, 살인을 저지른다

3가지 수면제 10정을 단숨에 먹고 방화

뜻밖에도 스스럼없이 수면제를 애용하는 사람이 많다. 하지만 수면약에는 공격성, 자살, 살인 등 무서운 부작용이 잠재해 있다. 항우울제인 팍실을 처방받은 환자가 살인을 저질렀다는 충격적인 뉴스가 있었다. 이 같은 위험성은 수면제와 정신안정제에도 있다. "수면제도 공격성 조장인가?"〈도쿄신문〉(2009. 3. 26)의 표제어다. 더 나아가 '범람하는 대량 복용-부작용 경시, 스스럼없이 처방'이라며 의사 측의 책임을 엄하게 추궁한다. 도쿄신문은 잇달아 발생하는 이해할 수 없는 사건의 배후에 처방약의 과도한 확대를 지적한다.

‘공격성 조장’의 예로 백화점에 고의로 불을 지른 여성 피고 A씨(48세)가 있다. “약을 몇 번이나 끊으려고 했으나 그러지 못했다. 마지막에는 이런 돌이킬 수 없는 사태까지 왔다.”

A씨는 2008년 4월 1일 오사카 시내의 백화점에서 화장실과 부인복 탈의실 등 세 곳에 라이터로 불을 질렀다. 재판에서 쟁점이 된 것은 피고가 먹었던 약의 영향이었다. 범행 전날 밤 A씨는 수면제 베게타민을 4, 5정 먹었다. 게다가 범행 직전에는 백화점 화장실에서 3가지 수면제, 약 10정을 단숨에 먹었다. 그 수면제는 바로 벤자린, 로히프놀, 데파스다.

표13 ▪ 향정신약(수면제)도 일종의 마약이다
약물이 심신에 미치는 작용

약물 타입		정신의존	신체의존	내성	최환각	정신독성※
각성제		⊕⊕⊕	⊖	⊕	⊖	⊕⊕⊕
MDMA		⊕	⊖	⊕	⊕	⊕
코카인		⊕⊕⊕	⊖	⊖	⊖	⊕⊕
LSD		⊕	⊖	⊕	⊕⊕⊕	⊕⊖
담배(니코틴)		⊕⊕	⊕⊕	⊕⊕	⊖	⊖
아편류(헤로인)		⊕⊕⊕	⊕⊕⊕	⊕⊕⊕	⊖	⊖
대마		⊕	⊕⊖	⊕	⊕⊕	⊕
유기용제(시너, 톨루엔)		⊕	⊕⊖	⊕	⊕	⊕⊕
알코올		⊕⊕	⊕⊕	⊕⊕	⊖	⊕
향정신약	바르비탈 류	⊕⊕	⊕⊕	⊕⊕	⊖	⊖
	벤조디아제핀 류	⊕	⊕	⊕	⊖	⊖

※정신독성＝정신병을 일으키는 작용. ⊕는 작용 있음, ⊖는 작용 없음, ⊕의 수는 상대적인 작용이 강함, ⊕⊖는 둘 다 있는 것을 나타낸다. (와다 기요시 씨의 분류에 따름)

벌칙

약물	법률	벌칙
헤로인	마약 및 향정신약 단속법	10년 이하의 징역
코카인 MDMA LSD 매직 머쉬룸		7년 이하의 징역
대마	대마 단속법	5년 이하의 징역
각성제	각성제 단속법	10년 이하의 징역
아편	아편법	7년 이하의 징역

※영리목적이 아닌 단순소지, 양도, 양도받을 경우
출처 <도쿄신문> 2009. 10. 11

의사의 안일한 처방으로 약물중독이 되다

———

피고 A씨는 공판에서 "범행 당시 우울증이었고 과다 복용한 수면제로 의식이 몽롱한 상태여서 방화를 한 이유 등 전혀 기억이 없다"고 주장한다. 그녀는 사건 발생 약 5년 전부터 수면제를 과다 복용한 상태였다. 처음 수면제를 먹게 된 계기는 병과 정신적인 피로로 생긴 불면 때문이었다.

근처의 심료내과(내과 임상 의학의 한 분과로 암시·면접 등의 심리요법을 주로 하는 내과-옮긴이)나 신경정신과를 방문하면 의사가 "약으로 낫습니다"며 수면제와 정신안정제 처방을 해줘서 복용했다. 게다가 여러 신경정신과를 전전하면서 다양한 수면제와 향정신약을 처방받았다. 그 약들은 로히프놀, 데파스 등이다.

"……밤낮없이 몇 알이나 먹었다. 항우울제 팍실을 먹고 일이 잘 풀리지 않는다는 등 사소한 이유로 면도칼로 손목을 자르는 리스트 컷이나 배를 부엌칼로 자르는 행위를 반복했다."〈도쿄신문〉

팍실 복용으로 생기는 공격성이나 자살 충동을 일으키는 부작용을 주의해야 한다. A씨의 이런 이상행동도 약의 부작용 탓일 가능성이 짙다.

대량 복용하고 공격적으로 변해 범행

———

"약물에 중독되었다!" A씨는 끊으려고 결심했다. 그러나 현기증, 구토, 고통이 엄습했고 금단증상을 견디지 못해 가족의 제지를 뿌리치고 약물을 계속 먹었다. 약을 끊을 수 있었던 것은 방화사건으로 체포되어 구치소에 약 1개월 갇혔을 때였다. 변호인 측에서 제출한 정신감정 의견서에서는 이렇게 결론지었다.

"피고가 수면제 중독에 빠져 사건 전날 밤에는 복용량이 평소의 10배가 넘었으며 범행 직전에는 6~10배였다. 약을 대량 복용하여 공격적으로 변해 이상 행동, 흥분, 인격의 붕괴가 일어나 사건을 저질렀다."

그러나 재판소는 이 의견서를 증거로 채택하지 않았다. 정말 이해할 수 없다. 검찰 측의 구형은 징역 6년이었다. A씨는 "판결에서 약의 영향을 조금이라도 언급하여 약의 무서움을 세상 사람들이 알아주었으면……" 하고 말할 뿐이다.

기억이 없는 상태에서 폭력이나 살인으로 치닫는다

"수면제와 정신안정제에도 다른 사람에 대한 공격성을 조장시킬 위험이 있다"고 하마 로쿠부 의사는 말한다. 하마 의사는 'NPO 법인 의약 비지란스 센터(약의 체크)' 대표다. 수면제나 정신안정제 대부분은 벤조디아제핀계라고 부른다. 이 계열의 약은 내성과 중독성이 강하다. 사용하다 보면 양을 늘리지 않으면 듣지 않는다. 싫어도 복용량이 늘어난다. 어느 선을 넘으면 정상적인 판단을 할 수 없어서 대량으로 약을 단숨에 먹고 기억이 없는 상태에서 폭력이나 살인으로 치닫는다.

"아무나 상관없었다"는 이유 없는 살인이 활개치고 있다. 보도에서는 가해자 대부분이 신경정신과를 다닌 경력이 있다고 한다. 틀림없이 항우울제, 정신안정제, 수면제 등을 처방받았을 것이다. 이 약들은 각성제와 같은 중독성이 있다. 전문가는 약은 한번 시작하면 끊을 수 없다고 경고한다. 이렇게 위험한 약을 신경정신과 의사나 내과 의사가 아주 선뜻 환자에게 대량 처방하고 있다. 실로 합법적인 마약 판매원이 아닌가?

2006년 1월 오사카 네야가와 시 역 앞에서 택시 운전사에게 칼을 들이민 강도치상사건의 범인(30대 남성 B씨)은 할시온이라는 수면제를 대량으로 먹은 상태였다. 진짜 심신상실 상태였을 것이다. 그런데도 B씨는 약의 영향은 일절 고려하지 않은 채 징역 5년의 판결을 받고 복역 중이다. A씨의 방화사건도 약의 영향을 지적한 의견서는 무시되었다. 왜일까? 재판소(국가)는 의사 처방에 의한 약 오염을 국민에게 은폐하고 싶은 것이다. 국가가 거대수익을 올리는 제약회사에 항복한 상태이기 때문이다.

신경정신과에서 중독환자를 대량생산
—

하마 의사는 "약의 영향으로 보이는 형사사건이 늘고 있다"고 지적한다. 그러나 "정신 감정에서 약의 영향을 적절하게 고려하지 않아 유죄가 되는 경우가 많다. 수면제의 대량복용이 불러오는 사건을 방지하기 위해서라도 상호 관련성을 인정해야 한다"고 호소한다.

항우울제나 수면제 애용자는 최근 10년 사이에 급증하였다. 이전에는 수면제로 말미암은 자살의 보도도 있어 주의 깊게 처방하였다. 그러나 최근에는 시판약조차 수면개선약이라는 이름으로 판매하고 있다. "장기간 계속 사용하는 데 저항이 없어졌다." "신경정신과 이외에서도 선뜻 처방한다"고 전문가도 경고한다.

최근 불면이나 불안을 호소하는 사람이 늘고 있다. 이런 환자는 병원이나 제약회사에는 손님이다. 의사는 항우울제, 정신 안정제, 수면제의 3가지 세트를 환자에게 준다.

"각성제는 우울증 약입니다." 후생노동성 공무원이 TV에서 폭탄 발언을 했다. 정신 안정제와 수면제도 내성, 의존성, 중독성이 있다. "한번 사용하면 끊을 수 없습니다." 결국은 신경정신과에서 각성제 중독환자를 대량생산하고 있는 셈이다. 병원에서 향정신약 대량 판매를 위해 매진하고 있다.

"여러 병원을 전전하면서 의사도 파악하지 못하는 대량의 약을 섭취하는 사람들이 있다. 다중 처방을 확인하는 제도가 꼭 필요하다." 〈도쿄신문〉의 경고를 정부는 진지하게 받아들여야 한다.

"밤에 잠이 잘 오지 않는다"고 의사에게 찾아가지 않는다. 처방받은 수면약은 무섭다. 자려고 초조해하니까 잠이 오지 않는다. "그럼 책이라도 읽어 볼까?"라고 생각하면 어느덧 잠이 들 것이다.

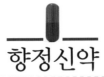

향정신약

수면약 중독으로 문제행동을 일으켜 경찰서와 병원에

마음의 작용에 영향을 미치는 약의 총칭

———

향정신약의 정의는 다음과 같다. "중추신경(뇌)에 작용하여 정신의 기능에 영향을 미치는 약의 총칭이다.

- 수면약 : 수면제, 수면유도제. 중추신경에 작용하여 졸리게 한다. 향정신약의 일종
- 항불안제 : 불안을 제거하고 억제하는 작용
- 항우울제 : 우울증 상태를 개선

일본에서 의사가 처방하는 수면약이나 항불안약 대부분은 벤조다이아제핀계라고 부르는 향정신약으로 중독성이 있다. 많이 복용하면 수면약 중독, 항불안약 중독이 될 위험성이 있다. 결국은 약물중독이므로 끊기 어렵다. 왜냐하면, 괴로운 금단증상이 엄습해 오기 때문이다. 2009년 8월 탤런트 사카이 노리코 씨가 각성제 소지와 사용 혐의로 체포되었다. 이 충격적인 뉴스는 각성제 등 약물중독에 관한 관심을 단숨에 높였다.

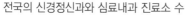

표14 ■ 의사가 약 판매원으로, 중독환자도 급증
출처 〈도쿄신문〉 2008. 12. 2

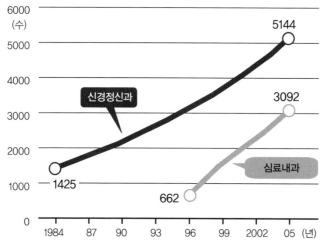

전국의 신경정신과와 심료내과 진료소 수

"후쿠오카의 남자아이 살해, 가와사키의 사람을 던져 떨어뜨리기, 교토의 여자아이 사살 사건의 이면에 향정신약이 있다. 이 이해할 수 없는 사건의 동기는 약의 영향인가?"〈도쿄신문〉 (2009. 4. 11)

도쿄신문은 잇달아 발생하는 이해할 수 없는 사건의 원인으로 향신경정신과의 남용을 고발한다. 신경정신과 의사는 너무 쉽게 향정신약을 환자에게 처방하고 있다. 도쿄신문은 '환자의 상태나 환경에 대한 배려가 적으며 인격 경시의 투여가 문제'라고 경고한다. 이런 향정신약이 "아무나 죽이고 싶었다"고 말하는 도오리마 사건 같은 뇌 기능 불안정, 자살, 다른 폭력을 불러일으킨다고 지적한다.

"인간이길 포기하실 건가요?" 광고의 모순

"각성제를 끊을래요? 인간이길 포기하실 건가요?" 이전에 방영된 공공광고의 카피문구다. 각성제 복용으로 말미암은 인간파괴의 끔찍함은 오랜 기간 TV 프로그램에서 계속 방영하였다. 그러나 한편으로는 의사가 대량으로 처방하고 있는 수면약, 항우울제와 TV 광고에서 대대적으로 선전하는 두통약, 수면유도제 등의 습관성, 부작용에 대해서는 입을 다물고 있다. 이 약들은 향정신약의 일종이다. 당연히 정도의 차이는 있을지언정, 의존성, 중독성이 있어서 환자는 약물중독의 비탈길로 굴러 떨어진다.

각성제 사용으로 체포된 탤런트 사카이 노리코 씨가 두통약 광고에 출연한 것도 참 아이러니한 이야기다. 손쉽게 살 수 있는 향정신약이 약물중독의 근원이다. "늘어나는 수면제의 남용과 의존-놀이 같은 느낌으로 암흑의 입구로" 〈도쿄신문〉 (2008. 12. 2) 약물중독 증가를 특집기사를 통해 경고하고 있다.

"수면제라고 부르는 수면약 등 향정신약의 남용과 중독이 늘어나고 있다. 불면이나 우울증 치료를 계기로 처방받아 유흥처럼 여기는 사람도 있다. 대량 복용하여 의식이 없는 사이 기묘한 행동을 하여 입원하는 환자가 증가하고 있다. 대량의 수면약이 사라지는 사건도 있어서 암거래 유통도 있을 거라 생각한다."

폭력, 방화, 경찰, 그리고 신경정신과에

수면제에 중독되어 생활이 파탄된 30대 청년(E씨, 르포라이터)의 예를 보자. "긴장을 풀고 편안해지기 위해 수면제는 빠뜨릴 수 없었다"고 말한다. "아침에 일어나자마자 먹는다. 무거운 책임을 벗어날 수 없는 하루가 시작되었다. 직장에서 불안해지면 바로 과자라도 먹듯 입에 넣었다." 복용을 시작한 계기는 지인의 권유였다. 곧바로 중독되었다. 어떻게 향정신약(마약) 수면제를 손에 넣을 수 있었던 것일까?

"동네 병원을 모두 돌아다니며 처방받았다. 밤에 자택에서 맥주와 함께 먹는다. 해롱해롱하여 모든 것을 잊고 큰 소리로 웃을 수 있었다. 그 세계로 가는 편이, 긴장하며 지내는 것보다 행복했다." 그러나 그런 행복도 길게 지속되지 않았다. 의식이 없는 채 거리를 돌아다니다 미아가 되었다. 지나가는 사람에게 주먹을 휘둘렀다. 주차장에서 화가 나서 남의 오토바이에 불을 질렀다. 주민이 경찰에 신고하여 몇 번이나 경찰에 체포되었다. 결국, 신경정신과에 입원하였다.

"이 남성은 지금도 치료를 받으면서 회복되기를 바라고 있다."〈도쿄 신문〉하지만 주사위는 원점으로 되돌아왔다. 신경정신과에서도 향정신약의 투여가 이루어지고 있다! E씨의 회복은 정말 가능할까?

수면약 20만 정이 암흑으로 사라졌다

E씨처럼 약에 중독되면 약 기운이 다 떨어졌을 때 이탈증상(금단 증상)에 시달린다. 강한 불안, 불면, 두통, 환각, 게다가 약에 대한 강한 욕구 때문에 복용을 그만둘 수 없다. 중독이 심해져 복용량이 늘어나는 악순환이다.

기묘한 행동을 반복하고 술과 함께 먹은 후 갑자기 사망하거나 자살에 이르는 비극도 있다. 수면약 중독으로 약이 뇌에 계속 작용하면 갑자기 큰 어둠에 끌려들어가는 느낌에 휩싸인다고 한다.

10년 전보다 수면약, 항불안약 때문에 신경정신과 입원환자는 두 배 이상 늘었다. 수면약 부작용 증세의 약 80퍼센트가 의사로부터 받은 처방이 계기라고 한다. 비극의 근원은 마약을 대량 처방하는 의사에게 있었다. 오사카의 다이토시 진료소에서 벤조다이아제핀계 수면약 20만 정이 홀연히 사라지는 사건이 발생했다. 부정 유출인지 도난인지 알 수 없다. 암거래 유통 경로로 유출된 것은 확실하다.

전문가가 말한 바로는 "수면약은 각성제로 흥분한 마음을 안정시키는 데도 사용한다"고 한다.

원인은 바로 백의의 마약 밀매원

약물중독환자의 폭발적 증가 배경에는 신경정신과와 진료소의 급증이 있다. 진료내과도 이와 비례하여 급증하고 있다. 약 판매원인 신경정신과 의사도 급증하는 중이다. (219p. 표14 그래프) 이렇게 되면 닭이 먼저인지 달걀이 먼저인지 논의가 필요하다. 결론을 말하면 신경정신과와 진료소의 급증이 약물중독환자를 증가시키고 있다. 향정신약인 마약의 공급원이 우후죽순처럼 늘어나면 중독환자도 늘어나는 것이 당연한 이치다.

"진료소의 증가는 거품이다.""어떤 신경정신과 의사는 손님인 환자를 획득하기 위해 안일하게 처방하는 의사도 있다고 털어놓는다. 내과 등 다른 진료 과에서도 자주 처방한다고 한다."〈도쿄신문〉

의사가 백의의 마약 거래인으로 둔갑했다!

이렇게 고친다! 불면의 원인은 ① 새집증후군에 의한 화학 오염 ② 전자파 피폭 ③ 콘크리트 건축의 냉 스트레스 ④ 설탕, 가공식품 등 편식·과식으로 말미암은 저혈당증 ⑤ 인간관계의 긴장 등 5가지다. 대책은 ① 회반죽 등 침실 수선 ② 형광등 같은 전자파를 내는 물질을 놓지 않는다. 휴대 중계 타워가 근처에 있다면 창문을 가린다 ③ 저온건조재로 목조장식 수선 ④ 현미채식, 소식 ⑤ '감사합니다'를 마음속에서 입버릇처럼!

할시온(수면유도제)

향정신약(마약)으로 강한 중독, 착란, 흥분을 일으킨다

연속 변사사건의 이면에 할시온

2009년 10월 사이타마, 돗토리에서 연속적으로 이상한 사건이 발생했다. 30대 중반 여성의 주변 남성들이 잇달아 의문스럽게 사망한 엽기적인 사건이다. 의문의 죽음을 당한 남자들의 공통점은 시체에서 수면유도제 할시온이 검출된 점이다. 게다가 사건에 관계된 여성이 수면유도제를 대량으로 소지하고 있었다. 변사사건의 숨겨진 진실을 생각해 볼 필요가 있다. 수면유도제란 귀에 익지 않은 말이다. 수면약이 보험금 살인이나 자살 등에 사용되어 이미지가 안 좋아져서 제약회사가 개명한 것 같다.

그러나 아무리 명칭을 바꿔도 그 정체가 수면약이라는 사실에는 변함이 없다. 선배 작가 S씨는 불면증 때문에 이 약을 일상적으로 사용하고 있었다. 그러나 후에 혀암이 발병했고 항암제, 방사선 등의 끔찍한 부작용으로 갑자기 사망했다. 아보 교수는 암의 원인은 "약의 과다 복용, 과다 고민, 과로"라고 한다. 일상적으로 사용하던 할시온과 S씨 발암의 인과관계를 부정할 수 없다.

총격사건! 강한 중독, 착란, 흥분을 일으킨다

할시온의 정체는 향정신약 트리아졸람을 함유하는 진정·항불안 정제다. 그러므로 이 약은 정신에 크게 작용한다. 미국의 〈뉴스위크〉 지는 1991년 할시온이 충격적인 한 사건과 관련이 있다고 보도했다. 1993년에는 세계적으로 권위 있는 미국의 〈컨슈머리포트〉 지에서 할시온의 강한 중독성, 착란성, 흥분성에 대해 주의를 환기하고 있다. 할시온은 벤조다이아제핀계라고도 부르는데 영국의 신경정신과 의사 D 힐리는 "일본은 벤조다이아제핀을 아직도 사용하고 있다. 기묘한 일이다"라고 비판한다.

2007년 도쿄 분쿄 구의 무직 소년 C(17세) 등 4명이 택시 운전사를 습격하였으나 운전사의 저항으로 실패하여 도주했다. 바로 강도상해죄로 C 무리는 체포되었다. C는 강도 목적으로 수면약 할시온을 소지하고 있었다. 경찰은 이 약을 손에 넣게 된 경위를 엄하게 추궁했다. 자백에 따르면 친구 D(18세)로부터 입수했다고 한다. 경찰은 D의 자택을 급습해서는 아연실색하고 말았다. D는 약품 조합이 취미인 화학 마니아였는데, 경찰이 놀란 것은 D가 할시온 같은 수면약을 770정이나 소지하고 있었다는 점이다. C로부터 "사람을 기절시키는 약은 없나?"라는 말에, 수면유도제 2정, 향정신약 로히프놀 8정을 판 혐의로 D도 체포하였다.

신경정신과 의사는 합법적인 약 판매원
——

로히프놀은 더 강한 약이다. 칼럼니스트 고타 유지 씨는 "미국에서는 자주 강간 사건에 사용해서 음료수에 섞을 때 눈으로 알 수 있도록 착색이 되는 성질이 있으며, 후에는 아예 소지가 금지된 복잡한 사연이 있는 약"이라고 말한다. (뉴스칼럼 vol. 540)

각성제 같은 마약은 1990년 제정한 마약 단속법에 따라 제제를 받는다. 고타 씨에 따르면 "마약과 향정신약 사이에 경계는 없다. 의료에 사용하면 향정신약이고 코카인이나 헤로인, 최근 적발이 비약적으로 늘고 있는 MDMA(합성 마약) 등 법률이 지정한 물질은 마약이다. 마약이라는 말은 법률용어이지 의학용어가 아니다"라고 한다.

위법인 마약도 의료용으로 사용하면 향정신약으로 둔갑한다. 의사는 치료용으로 환자에게 대량 처방한다. 이렇게 "마약은 일본의 곳곳에서 합법적으로 뿌려지고 있다"고 고타 씨는 말한다. 주위에서 남자들이 의문의 죽음을 당한 사이타마와 돗토리 사건의 가해자 여성은 병원에서 불면을 호소하여 할시온을 대량으로 처방받았다. 신경정신과 의사에게 합법적인 약 판매원이라고 빈정대는 경향도 있으나 반론할 수 있는 의사는 없을 것이다.

불면증의 원인에는 환경요인과 심리요인이 있다. 전자는 새집 증후군 같은 화학물질 과민증이나 가공식품 편식 같은 저혈당 증을 우선 의심해야 한다. 이것을 개선하면 푹 잘 수 있다. 후자는 우울병이 계기다. 항우울제는 증상을 악화시킬 수도 있으므로 친한 사람 과 이야기하는 대화요법을 추천한다.

수면개선약

원래는 알레르기 약, 불면증에는 사용할 수 없다!

잠이 안 오면 안 자면 된다

어떤 사람으로부터 "도무지 잠을 잘 수가 없어요"라는 상담을 받았다. 나는 대답했다. "졸릴 때까지 안 자면 그만이에요." "뭐라고요?" 상대는 어리둥절해한다. 선배 작가가 "밤에 잠이 잘 안 와"라고 불쑥 말했다. "부럽네요!" 선배는 어안이 벙벙해진다. "그만큼 일을 할 수 있잖아요!" 그는 그저 쓴웃음을 짓는다. 인간의 몸은 졸리면 싫어도 잠을 자게 돼 있다. 조바심 내며 자자, 자야 한다고 생각하니까 잠을 자지 못하고 교감신경이 오히려 과민해지고 신경이 흥분해서 잠을 이루지 못한다.

228

나는 수면약 신세를 지는 사람을 이해할 수 없다. 그러나 그런 사람이 늘어나고 있다. 불면증은 바야흐로 현대병이 되었다. 최근에는 광고에서도 수면약이라고 하지 않는다. 수면약 자살을 연상시키기 때문일 것이다. 그러나 이 말은 중요하다. 수면약이 본질적으로 사람을 죽이는 독물이라는 점을 가르쳐 주기 때문이다. 최근 TV 광고에서는 수면유도제라고 하고, 의학책에는 최면진정제라고 적혀 있다. 시험 삼아 산 것은 수면개선약이다. 이것들은 모두 명칭이 다르지만, 결국 불면 치료약이다.

불면증에는 사용금지

한 수면약의 사용주의서에는 재미있는 문구가 있다. '불면증인 사람은 먹지 마세요.' 평소 불면인 사람, 불면증 진단을 받은 사람, 이것은 도대체 무슨 의미일까? 불면증인 사람이 사용금지라는 수면약은 처음이다. 고개가 갸웃거린다. 게다가 '잠이 잘 오지 않을 때나 얕은 잠을 잘 때만 먹되, 계속 사용하지 마세요'라고 적혀 있다. 매일 지속해서 먹지 말라고 한다. 즉, 매일 계속 먹으면 위험하다고 주의를 준다. 사용해도 괜찮은 증상은 다음과 같다.

- 스트레스가 많아 잠을 잘 수 없다.
- 피곤한데 신경이 흥분하여 잠을 이루지 못한다.
- 걱정거리가 있어 한밤중에 잠이 깬다.

• 불규칙한 생활로 수면 리듬에 이상이 생겨 잠을 이루지 못한다.

이것은 훌륭한 불면증이 아닌가! 그러나 불면증에는 사용하지 말라고 적혀 있다. 이상하다.

원래는 알레르기 치료약

정말이지 이해할 수 없는 이 약의 정체는 무엇일까? 주성분은 디펜히드라민 염산염(2정 기준 50mg)이다. 전문서적에는 '두드러기, 습진, 피부염에 수반하는 가려움, 급성 비염 알레르기 등의 치료약'이라고 적혀 있다. 수면개선약은 알레르기 치료약이었다. 첨부문서에도 솔직히 적혀 있다.

"효능 성분(디펜히드라민 염산염)은 피부의 가려움을 진정시키거나 가려움이나 콧물 등의 알레르기 증상을 억제할 목적으로 사용하고 있지만, 복용하면 졸음이 오는 작용이 있습니다. 수면개선약은 디펜히드라민 염산염이 가지는 졸음 작용을 응용하여 만들어진 의약품입니다."

즉, 알레르기 치료약의 부작용을 이용하여 만든 약이었다. 그래서 이 약에 과민증을 가진 사람, 전립선 비대, 배뇨장애가 있는 사람은 사용할 수 없다.

항히스타민제를 불면증에 유용

——

그럼 왜 졸리는 걸까? 수면과 각성에는 뇌의 시상하부가 크게 관여하고 있다. 거기에는 흥분성 뉴런(신경세포)이 많이 존재하는데, 이것은 말단에서 히스타민이라는 흥분물질을 방출한다. 그러면 뇌의 신경세포가 흥분하여 잠자지 못한다. 효능 성분(디펜히드라민 염산염)이 뇌에서 히스타민의 작용을 억제해 수면유도 작용을 한다. 신경세포에서 히스타민이 방출되는 것은 자연스러운 생리현상이다. 그것을 주성분인 화학물질의 독성 작용으로 방해한다. 히스타민은 가려움, 부기 등 알레르기의 원인물질이기도 해서 알레르기 치료에는 항히스타민제를 투여한다. 도리엘은 항히스타민제를 불면치료에 유용하고 있다.

주의력 저하로 의사에게 상담

——

지속적이고 일상적으로 사용하면 안 되는 이유는 악명 높은 스테로이드제처럼 내성, 중독성이 강하기 때문이다. 약물중독이 되기 쉬우므로 임시 사용으로 멈추도록 주의하고 있다.

그러나 이 약은 계속 사용하지 않아도 부작용이 나타난다. 부작용에는 발진 · 발적, 가려움, 위통, 메스꺼움 · 구토, 식욕부진, 현기증, 두통, 기상 시 머리가 무거운 느낌, 낮의 졸음, 불쾌한 기분, 신경과민, 일시적인 의식장애(주의력 저하, 잠에 취한 증상, 판단력 저하, 언동

이상 등), 심장이 두근거림, 권태감, 배뇨곤란 등이 있다.

　이런 때는 '즉시 복용을 중지하고 이 설명서를 가지고 의사 또는 약사에게 상담해 주세요'라는 첨부문서가 붙어 있다. 그러나 낮의 졸음, 불쾌한 기분, 주의력 저하 등은 누구에게라도 있을 법하다. 그런데도 바로 끊어라, 의사에게 가라고 제약회사는 말한다. 배경에는 더욱 큰 중대 부작용의 우려가 있기 때문이 아닐까? 많은 불안감을 가진 약이다. 그러나 이토록 수많은 위험을 무릅쓰고 먹을 만한 약은 아니다. 이래도 당신은 잠이 잘 오지 않을 때 하얀 정제약을 먹을 것인가?

호두는 예로부터 불면에 효과가 있다고 알려졌다. 잠을 유도하는 트립토판이 풍부하다. 한방약에 쓰이는 대추도 효과가 있다. 정신 스트레스는 심리상담으로 없앨 수도 있다. 몸도 마음도 긴장을 풀자!

10장

항우울제 때문에
자살하다

정부는 자살방지 캠페인을 펼치고 있다.

그러나 가장 흉악한 범인인 항우울제는 전혀 언급하지 않는다.

제약이권의 정치력에 등골이 오싹해진다.

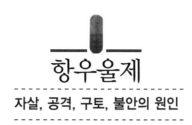

항우울제

자살, 공격, 구토, 불안의 원인

부작용 중 자살 행동이란

우울병이 늘고 있다. (표15 위 그래프)

최근 십 년 동안 우울증이 급증한 상황이 왠지 두렵다. 더욱이 과거로 거슬러 올라가면 폭발적인 우울병 증가 상황을 알 수 있다. 1984년 기분장애 환자는 9만 6천 명으로 실제 기분장애의 대부분은 우울병이다. 그러므로 우울병 환자수라고 봐도 좋다. 1999년에는 44만 명, 2005년에는 92만 명으로 급증했다. 불과 6년 만에 두 배 이상 증가했다. 바야흐로 우울병 환자수는 100만 명을 돌파했다. 1984년부터는 20년 사이에 열 배나 증가했다. 이것은 정말 이상한 일이

다. 일본인의 마음이 급속히 망가지고 있다. 그중에는 "우울병 환자
가 500만 명은 있다"고 하는 전문가도 있다. 많은 의사가 100만 명
은 빙산의 일각이라고 입을 모은다. 전국의 샐러리맨의 50퍼센트 이
상에서 우울증상을 볼 수 있다는 충격적인 보고도 있다. 그러면 잠
재적 우울병 환자는 1,000만 명을 넘는 게 아닐까? 우울병의 증상은
이렇다.

- 권태감 : 몸이 나른하다, 일어나지 못한다.
- 불면 : 잠을 잘 자지 못한다, 얕은 잠을 잔다.
- 식욕부진 : 음식이 모래를 씹는 것 같다, 체중저하
- 통증 : 두통, 어깨 결림 등

표15 ■ 우울병 20년 사이에 10배 증가! 일본인의 마음이 망가진다
기분장애(조울병을 포함) 총환자수의 연차 추이

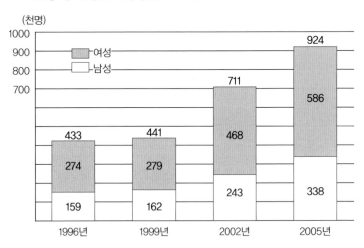

후생노동성 '환자조사'에서

■ **중추신경(뇌)의 정보 전달계를 독물로 차단!**
출처 〈도쿄신문〉 2009. 5.8
항우울약의 작용

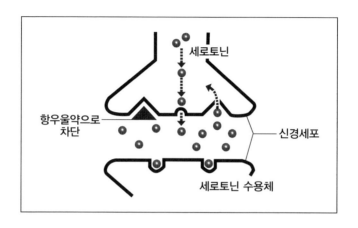

기분과 의욕이 저하되면 일상생활을 잘 못한다. 우울증의 가장 안 좋은 결과는 자살이다. 매년 3만 명 이상이 자살하여 일본은 선진국 중에서도 손꼽히는 자살대국이 되었다. 자살자의 대부분은 우울 상 태에서 죽음을 선택한다. 그래서 자살 방지는 우울병 치료의 핵심이 라고 할 수 있다. 하지만 베스트셀러 항우울제 팍실의 첨부문서 부 작용란에는 자살기도(죽고 싶은 마음을 강하게 만든다)에 관한 주의 내 용이 있다! 나쁜 농담으로 치부할 수는 없다.

또한, 부작용은 그것만이 아니다. 불안, 불면, 초조, 착란, 환각, 전 율(떨림), 빠른 맥, 경련, 구토, 설사, 혈액 이상(백혈구 감소 등), 간장 장애, 신장 장애 등등 다 쓰지 못할 정도로 많이 있다. 여러 가지 이 상을 발생시키는 독물이라면 건강한 사람이라도 정신 상태가 이상 해질 것이다.

공격성에 주의 의무화

———

"항우울제 SSRI-부작용으로 가해 행위" 이것은 〈도쿄신문〉 (2009. 5. 9)의 표제어다. SSRI란 현재 우울병 환자에게 첫 번째 선택 약으로 널리 투여하고 있는 대중적인 항우울제이고 대표상품은 팍실이다. 팍실은 시장 점유율 50퍼센트를 차지한다. 2000년 판매 초기부터 지금까지 사용 환자는 추계 100만 명을 넘는다.

그 외의 SSRI 종류의 약에는 데프로멜, 루복스, 제이조로프트 3가지 상품이 있다. 비슷한 작용을 하는 SNRI 약물도 가해행위 때문에 주의 대상이 되었다. 2000년에 승인된 상품명은 트레드민이다. 사용 환자수는 연간 40만 명으로 추정한다. 항우울제를 투여 받은 환자는 둘 다 합쳐 추계 500만 명 이상이다. 이 약은 '남에게 폭력을 행사하는 가해행위를 초래할 부작용이 있다'고 후생노동성은 2009년 5월 8일 제품의 첨부문서를 개정했다. 공격성이나 가해행위에 관한 주의 표시를 하도록 제약회사에 지시를 내렸다.

아내의 머리를 금속으로 때리다

———

항우울제를 복용하고 적의, 공격성을 나타낸 환자의 부작용 사례는 268건에 달하고 있다. (의약품 의료기기 종합기구 조사) 그 중 남에게 폭력을 행사하는 가해행위의 우려가 있었던 39건을 조사했더니 약물과 가해행위의 인과관계를 부정할 수 없는 예가 네 건 있었다고 한다. 물론 이것은 빙산의 일각에 지나지 않는다. 후생노동성은 신속한 조치를 취했다. 후생노동성의 발표로는 팍실 등 4가지 항우울제를 먹는 환자에게 공격성이 높아지는 증상이 2004~2008년 사이에 42건 있었다. 충동적으로 가족에게 폭력을 가했다, 오토바이를 찼다, 아내의 머리를 금속류로 때려 체포되었다 등등이다. 여기서 상상할 수 있는 것은 '묻지마 사건'이다. 이유 없는 범죄가 최근 갑자기 너무 잦다. 나는 배경에 향정신약에 의한 큰 부작용의 존재가 있다고 확신한다.

《약물남용의 임상학(藥物亂用の臨床學)》이라는 책은 정신 안정제가 다양한 반사회적인 행동으로 인간을 유혹한다고 경고한다. 그중에서 가장 많은 것이 ① 자살기도, ② 배회, ③ 폭행, ④ 기물파손, ⑤ 협박 순이다. 정신을 안정시키는 약 때문에 이렇게나 많은 반사회적인 이상행동이 부작용으로 발생한다.

이렇게 고친다! 우선 항우울제의 의약품 첨부문서를 의사에게 요구한다. 거절하면 즉시 병원을 나와야 한다. 문서를 입수하면 숙독하길 바란다. 자살의도, 공격 행동이라는 큰 부작용이 있다고 적혀 있다. 충격적인 사실을 환자도 가족도 알아야 한다. 자살이나 살인의 계기가 되기 때문이다. 당신은 그런 공포의 약을 먹어왔던 것이다.

제3세대 항우울제(SSRI)

60~70퍼센트는 무효하다

약물요법으로 우울병은 낫지 않는다

① 약으로 병은 고칠 수 없다, ② 약은 모두 독이다, ③ 독의 작용으로 증상을 억제한다. 이 3가지 약의 원칙을 상기하길 바란다. 우울병은 약물요법으로 치유할 수 없다. 항우울제도 마찬가지다.

그러나 이름 자체가 우울에 저항하는 약이므로, 환자는 이 약을 복용하면 우울병이 낫는다고 믿는다. 이것은 항암제는 암을 고칠 수 없는데 환자 쪽은 암을 고친다고 착각하는 것과 마찬가지다.

신경정신과 의사도 항우울제로 우울병이 낫는다고는 말하지 않는다. 우울병에 수반하는 불안이나 침울해진 기분 등을 가볍게 하여 환자의 회복을 돕는다. 이것이 항우울제 투여의 근거가 되고 있다.

그러나 현실적으로는 향정신성병약에 따른 독의 작용으로 불안, 초조, 분노, 구역질, 휘청거림 등에 휩싸인다. 침울해진 기분을 가볍게 하기는커녕 더 심해진다.

그러므로 우울병은 좀처럼 낫지 않고, 더 길어진다. 병원에서 투여하는 다양한 약에 의존하는 중독환자가 되기 때문이다. 예를 들면 불안, 이것은 뇌가 느끼는 것이다. 불안을 가볍게 한다는 것은 뇌의 기능을 약물로 조작하는 것임이 틀림없다.

약을 먹고 충격사하다
───

우울병 약물요법의 역사는 오래되었다. 1950년대부터 항우울제를 우울병 환자에게 처방하였다. 이런 항우울약은 목마름, 변비, 나른함 등의 가벼운 부작용에서 배뇨장애, 심장이상, 다량 복용하면 심폐정지로 사망하는 충격적인 부작용까지 숨어 있다. 약으로 말미암은 상당한 희생자가 있었겠지만 표면화되는 일은 전혀 없었다. 이것은 현재 매년 27만 명이나 학살하고 있는 항암제도 마찬가지다. 우울병치료약으로 쇼크사가 잇달아 발생해서 신경정신과 의사도 제약회사도 감당할 재간이 없다.

그래서 개발한 것이 제3세대라고 부르는 항우울제다. SSRI 라 부르는 향정신약으로 '선택적 세로토닌 재흡수 억제제(selective serotonin reuptake inhibitor)'라는 기나긴 영어의 머리글자를 딴 것이다. 1999년 4개 상품을 승인하였다.

2000년에는 신약 SNRI(세로토닌 노레핀프린 재흡수 억제제, serotonin-norepinephrine reuptake inhibitor)도 등장했다. 효과는 두 개가 거의 비슷하다. 부작용은 과거 항우울제에 비하면 적다고 선전한다.

이 무렵부터 '우울병은 마음의 감기!'라며 편안한 마음으로 의사의 진찰을 호소하는 매스컴 캠페인을 방영했다.

독작용으로 신경수용체를 차단

우울병이란 도대체 어떤 병일까? 의욕이 나지 않는다, 일어나는 것이 괴롭다, 살아있는 것이 넌더리난다, 등등. 마지막에는 자살이라는 최악의 사태에 이르는 사례도 적지 않다.

뇌 안에는 세로토닌 등 다양한 신경전달물질이 존재하고, 신경세포에서 방출되어 다른 신경세포의 수용체에 결합한다. 이렇게 신경세포 간에 정보를 전달하고 있다. (237p. 표15 아래 그래프, 출처 〈도쿄신문〉 2009. 5. 8)

우울병환자는 세로토닌의 양이 감소해서 뇌의 활성도 낮아진다. 게다가 수용체에 다 결합하지 못한 세로토닌은 방출한 신경세포로 돌아가 재흡수 된다.

SSRI 등 항우울제는 재발을 억제하여 정보 전달을 활성화 시키려 한다. 다만, 차단작용 자체가 신경세포에는 유독작용이라는 사실을 잊으면 안 된다.

금단증상으로 구토하고 휘청거린다

제3세대 약은 서서히 복용량을 늘려 가는데 이것이 무섭다. 효과가 나타나기까지 2주일은 걸린다. 복용초기, 증량 시에 드물게 부작용으로 불안, 초조감, 신경질 등의 증상이 나타난다. 불안정한 정신상태는 행동 증후군이라는 병명까지 붙여졌다. 불안을 없애는 약으로 불안해진다? 참으로 이해가 안 되는 어처구니없는 이야기다. 약 30~40퍼센트의 환자에게는 효과가 있다고 한다. 하지만 반대로 말하면 60~70퍼센트에는 효과가 없다는 이야기다. 그들에게는 불안, 초조, 분노 등의 부작용만이 엄습해온다. 환자에게도 고통이다. 그래서 고통스러우니 중지해달라고 의사에게 부탁한다. 그러면 대답은 단호히 'No'다. 복용 중에 갑자기 끊으면 구토, 현기증, 휘청거림이라는 중단 증후군의 증상이 나타난다.

이제 끊고 싶어도 끊을 수 없다. 환자는 계속 복용해도 지옥, 물러나도 지옥이다. 중단 증후군이란 간단히 말하면 약물 금단증상이다. 이렇게 환자는 중독환자로 양성되어 간다. 이 무서운 조작을 알고 있는 우울병 환자나 가족은 전혀 없을 것이다.

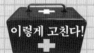

이렇게 고친다! 대화요법은 어떤 약물보다 우울병에 회복 효과가 있다고 한다. 친한 사람과 종일 마음으로 대화를 나눈다. 생명은 살아가는 힘을 되찾는다. 게다가 현미 정식으로 "모든 정신병이 나았다"는 간토 회장((주)소겐)의 소중한 임상 증언도 있다.

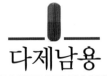

다제남용

우울병이 낫지 않는 것은 다양한 약 때문이다

이상 증상은 다제처방의 부작용이다!

"신경정신과나 심료내과 등 전문의에게 진료 받는 환자 216명 중 14퍼센트가 3가지 이상의 항우울제와 다른 약을 병용하고 있었다." (2007년 파이저사 조사) 항우울제만 3가지 이상! 신경정신과에서도 항우울제는 두 종류만 사용하는 것이 타당하다고 한다.

우울병 치료에서 더욱 큰 문제는 다제처방이다. 항우울제는 10년 사이에 종류가 늘었다. 신경정신과 의사는 약을 복수 투여한다. '이 중에 하나는 효과가 있겠지'라는 분위기다.

간호사 S씨(38세)는 5년 전에 우울병이라고 진단받아 대학병원 신

표16 ■ 향정신약이 우울병 증가의 원흉(향정신약의 매상과 마음의 병 증가는 비례)

정신신경질환 치료제 시장

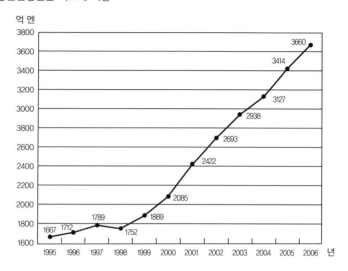

기분장애 환자수

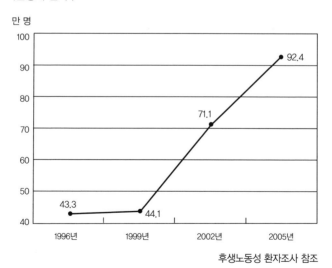

후생노동성 환자조사 참조

경정신과와 심료내과를 전전했다. 그 사이에 복용하는 약의 종류와 양은 놀랄 만큼 늘어났다. 항우울제 두 가지, 항불안약 한 가지, 수면제 두 가지다. 그 결과 머리는 멍해지고, 감정 기복이 심해지고, 표정이 없어지고, 울거나 웃지 못하고, 고독감에 시달리게 되었다. 보통 주위도 본인도 이것을 우울증상이라고 착각한다. 우울병이라 어쩔수 없다며 포기한다, 하지만 그렇지 않다. 이것은 각양각색으로 처방받은 항우울제, 향정신약으로 인한 심각한 부작용이다!

네즈 진파치 씨를 괴롭힌 진짜 원인은?

——

〈도쿄신문〉(2009. 5. 15)은 다제처방의 악영향에 경종을 울렸다. "처음 의료기관에서 진찰받는 환자에게 갑자기 3가지 이상의 항우울제를 처방하거나 약을 늘리는 치료만 하는 의사는 적절하지 않다." (일본 우울병학회 이사장 노무라 소이치로, 방위의대 교수)

매스컴은 예능인의 우울증 투병기를 자주 게재한다. 예를 들면 〈슈칸겐다이〉(2009. 8. 22~29)는 독점 특종기사로 "네즈 진파치 사라진 5년간. 우울증과의 싸움"이라는 기사를 게재하였다. 생기를 잃은 예전 명배우의 얼굴과 휠체어 생활이 실려 있었다. 우울증 발병은 2001년으로 이해 가을부터 의사의 처방으로 항우울제 복용을 개시하여 오래도록 투약했지만 건강을 회복하지 못했다고 한다.

"약이 잘 들을 때는 건강을 회복하나 때로는 조증상태가 된다. 반면 효과가 사라지면 우울증이 심해진다. 극단적으로 화를 자주 내서 다른 사람에게 마구 화풀이한다." "눈앞에 빛이 비쳤다고 생각한 순간 또 어두운 암흑의 바닥으로 굴러 떨어진다." (부인의 수기) 확실히 항우울제 향정신약의 금단증상이다. 예전의 명배우는 오랜 기간에 걸친 항우울제의 연속투여로 약물중독에 빠져버렸다. 그것을 본인도 부인도 눈치 채지 못하는 비극이다.

약과의 싸움

———

네즈 씨의 부인은 우울증과의 긴 싸움이라고 한다. 그러나 그것은 향정신약과의 긴 싸움이 아닐까? 장기 투병을 하는 그도 항우울제를 다제투여 받았다. 증거로 앞에서 나온 S씨의 회복 사례가 있다. 그녀는 항우울제, 향정신약을 줄여 급격히 회복하였다. 양심적인 의사의 "약을 줄이세요"라는 지시가 계기가 되었다. "항불안약과 정신안정약을 끊고, 항우울약은 양을 서서히 줄인 결과 머리가 개운해져 표정이 돌아왔다." 〈도쿄신문〉 그리고 마지막에는 항우울제도 사용하지 않았다. 금단증상으로 약 1개월은 현기증, 침울해진 기분에 시달렸다. 그러나 그것도 멈췄다! S씨는 1개월간 네팔을 혼자 여행할 만큼 건강해졌다.

부적절한 다제처방으로 환자 본래의 회복력을 억제하고 치료를 지연시키는 사례가 많지 않을까?

교린대학의 다지마 오사무 교수(정신의학)는 우려한다. "첫 번째 의료기관 치료에 차도를 보이지 않으면 여러 의료기관을 전전하며 다제처방을 받는다. S씨처럼 계속 한 의료기관에만 다녀도 처음에 처방 받은 약이 듣지 않으면 다제처방 받기 쉽다. 결국 나중에는 일상생활에 지장이 생길 만큼 휘청거리거나 기력을 잃는 악영향도 발생한다."〈도쿄신문〉

앞서 소개한 네즈 진파치 씨의 사례가 바로 그렇지 않을까?

의사가 약물중독환자를 만든다

나는 여기까지 조사한 후 이것은 단순한 약물중독이 아니라고 확신했다. 신경정신과의 진찰실에서는 연일 당당히 마약중독자를 대량생산하고 있다. 약물중독으로부터 회복하는 길은 약에서 벗어나는 것밖에 없다. 금단증상을 견디고 약을 끊는다. 그 이외에는 없다. 하지만 우울증환자에게는 약을 더 많이 투여한다. 효과가 없을 때는 다른 항우울제로 바꾸거나 항불안약이나 기분안정제와 조합한다. 어처구니가 없다. 다양한 약물 과다투여의 시작이다. 일본은 항불안약의 소비량이 미국의 약 7배다. 미국은 SSRI만 사용한다. 그러나 일본은 항불안약도 환자에게 투여한다.

항불안약과 기분안정제도 항우울제 같은 향정신성병약 즉 마약이다. 특히 항불안약은 단시간에 효과가 사라진다. 그러면 환자는 더욱 불안감에 시달리고 약을 원한다. 의사는 할 수 없이 처방하고 이런 식으로 약물중독환자가 만들어진다. 항암제 치료 같은 비희극이 여기에서도 되풀이되고 있다. 의사는 눈앞에 나타나는 증상을 없애는 것만이 치료라고 믿고 있다. 그 후의 재발, 약물중독에 의한 금단증상 등은 아랑곳하지 않는다. 그것보다 약 매상 증가에만 열을 올린다. 환자의 회복보다 병원의 경영이 우선이다. 이것이 현재 신경정신치료의 악마적인 현실이다.

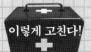

이렇게 고친다! 환자에게 향정신약의 다제처방으로 약물을 장기투여하면 정상인도 이상해진다. 대책은 약물중독과 같다. 약으로부터의 이탈, 즉 약을 줄이는 것을 최우선으로 한다. 이와 함께 현미 채식, 고섬유식, 소식, 단식, 저온 사우나, 운동 등으로 배독을 실시한다.

항우울제 팍실

우울병약 때문에 공격적으로 변해 살인을 저지른다!

투여 후에 격분하여 타인을 살해

팍실은 대표적인 우울병약이다. 복용 중인 환자수는 일본 국내에서만 무려 약 123만 명에 이른다. 일본에서 2000년부터 판매를 시작하여 2006년에는 매상이 약 560억 엔으로 항우울제 시장의 25퍼센트를 차지하는 인기 제품으로 항우울제의 대명사가 되었다.

SSRI라는 항우울제의 일종(일반명은 파로키세틴 염산수화물)이다. 한편 우울병의 기분장애 환자수도 비례하여 급증하고 있다. (표17 그래프)

그 밖에도 일본에서는 약 30가지나 되는 항우울제를 염가판매하고 있다. 항우울제를 먹고 살인을 저지르는 일도 있다. 예를 들면 팍실을 복용한 70대 남자가 아내를 살해하는 충격적인 사건이 있었다. 최악의 부작용이 발생하고 말았다. 이 남성은 원래 치매환자로 합병증으로 우울증이 생겼는데 팍실 복용이 환자를 공격적으로 만들어 비극을 부르고 말았다.

당신이 우울증으로 병원 문을 열면 거의 100퍼센트의 확률로 틀림없이 팍실 같은 항우울제를 처방받는다. 조울병 환자가 이러한 약물을 복용하면 조증일 때 이상한 흥분상태가 되는 증세를 보고한 예도 있다.

표17 ■ 항우울제 팍실 매상에 비례하여 우울병도 급증
기분장애 환자수와 팍실 추계매상(후생노동성의 조사)

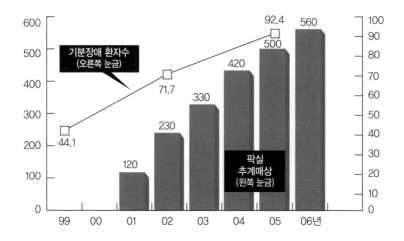

항우울제를 복용한 환자가 폭력을 행사하여 사람을 해치는 소위 공격성, 가해행위 증상이 나타나고 있다.

격분, 적의, 초조함 때문에 공격한다

앞서 말했듯이 이 약을 복용하고 살인을 저지른 참극도 있다. 그 밖에도 격분, 적의, 초조감을 증가시켰다는 보고도 있다. 항우울제를 복용하면 흔히 말하는 화가 치밀고, 격분한 상태로 변한다. 치료 현장 의사의 "약의 부작용일 가능성이 있다"는 곤혹스런 발언도 있다. 2009년 3월 6일 후생노동성은 이들의 보고와 함께 조사에 착수할 것을 발표했다. 매스컴에서도 충격을 받았다. "항우울제로 공격반응을 보인 것은 5년 동안 42건이다. 후생노동성 부작용 조사로부터" 〈산케이신문〉 2009. 3. 7

일본 후생노동성에 따르면 가해행위가 보고된 항우울제는 팍실 외에 제이조로프트, 데프로멜, 루복스 4가지다.

사람을 살해한다! 교도소에 넣어 버리자

팍실을 처방받은 환자의 주요 공격행위는 "오토바이를 차거나 차를 쳤다.""45세의 남성이 아내의 머리를 때려 중상을 입혔다." 그중에는 "이대로는 사람을 죽일 것 같아요. 교도소에 넣어주세요……" 라고 부탁하러 온 남자 고등학생도 있었다. 이 학생은 자신의 살의를 제어하지 못해 공황에 빠졌다. 항우울제라는 향정신약으로 살의가 제멋대로 뇌 안에 생긴 것이다.

42건이나 되는 가해행위 중 팍실을 먹은 후 일으킨 사건이 28건으로 가장 많다. 제조판매원인 글락소 스미스클라인사의 조사에서는 팍실을 처방한 의사는 약과 공격성의 인과관계는 5건만 확실하다고 판정했다. 18건의 사건은 의심된다, 부정할 수 없다, 관련성이 있다고 미온적으로 판단했다.

무차별 살인의 원흉?

항우울제 투여의 중대부작용으로 환자에게 공격성이 나타났다. 사태를 심각하게 인식한 후생노동성은 다음과 같은 조사에 착수했다. ① 전문가로부터 의견을 구한다, ② 다른 항우울제에 관한 조사, ③ 전면적인 정보수집 등이다.

"인과관계가 강하게 의심되면 첨부문서의 주의사항, 부작용에 공격성 반응이라고 기재하도록 한다."(후생노동성) 그러나 후생노동성이 파악한 42건의 사례는 현장의사의 자발적인 정보제공에 따른 것이다.

어둠 속으로 사라진 항우울제 복용 후의 가해행위, 폭력사건 등은 더 많을 것이다. 아무튼, 이미 문제의 팍실을 복용하고 있는 우울병 환자는 약 25만 명이다. 설령 그 10퍼센트에만 공격 충동이 일어났다고 해도 2만 5천 명이다. 가정의 수치라고는 하나 등골이 오싹해진다.

최근 "누가 되든 좋으니까 죽이고 싶었다"라는 무차별 살인 등 이해할 수 없는 엽기사건이 자주 발생한다. 사건 피의자는 대부분 항우울제나 항불안약 등의 향정신약을 처방받고 있었다. 그리고 이런 약이 폭력, 살인 등의 공격성, 가해행위를 일으킨다는 사실이 밝혀지고 있다.

이렇게 고친다! 우선 항우울제, 향정신약을 줄이고 벗어난다. 약물중독에 의한 금단증상이 나타나므로 전문가의 지도를 받는다. 고섬유식, 단식, 장세척, 저온 사우나, 온천, 운동 등은 배독을 촉진한다. 가족의 격려와 대화가 매우 중요하다.

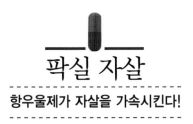

팍실 자살
항우울제가 자살을 가속시킨다!

부작용으로 팍실 자살 증가

항우울제로 말미암은 공격성은 타인뿐만 아니라 환자 자신에게도 향한다. 팍실 복용으로 우울병 환자의 자살이 증가하고 있다. "항우울제 복용 후 자살증가―시장 점유율 25퍼센트의 팍실 부작용 혐의" 〈마이니치신문〉 (2007. 6. 28)의 일면 톱 제목이다. 또 팍실이다. 항우울제의 부작용이 자살이라니! 우울병환자가 가장 주의해야 할 것은 자살 충동이므로 의료관계자나 가족은 자살을 방지하려고 최대한 조심해야 한다.

팍실은 환자의 증상을 치료해서 회복을 돕는다는 말과는 달리 실제로는 증상을 치료하기는커녕 자살로 내몰고 있다. 팍실로 말미암은 자살로 의심되는 증상의 예는 2005년 11건, 2006년 15건으로 연속하여 두 자리 수를 넘었다. 게다가 자살행위가 나타난 자살기도(자살미수)도 2004, 2005년은 각각 2건이었던 것이 2006년은 5월 말에 이미 24건으로 급증했다. 이 페이스라면 20배 이상의 폭발적인 증가가 예상된다.

후생노동성도 자살 충동을 경고

"팍실은 우울병이나 공황장애 등에 유효하지만, 젊은이를 중심으로 자살 행동을 높이는 경우도 있어 첨부문서에는 경고나 주의를 명기하고 있다."〈마이니치신문〉

이미 후생노동성도 팍실의 중대한 부작용으로 자살 충동을 인정하고 있다. 다지마 오사무 교린대학 교수는 "투여 후 처음 9일간은 신중히 상황을 살피고 주의가 필요하다"고 말한다. 게다가 의사가 선뜻 팍실을 처방하는 풍조도 비판한다. "우울병을 빨리 발견해 치료하는 흐름으로 가벼운 우울증까지 약을 투여하는 것은 문제다."〈마이니치신문〉

거듭 말하지만, 우울증의 가장 큰 위험성은 자살이다. 항우울제 팍실은 자살 충동을 가속시킨다! 어처구니없고 끔찍한 이야기다. 현재 우울병 환자는 100만 명을 거뜬히 넘어섰다. 그들은 분명히 신경정신과에 간다. 그곳에서는 팍실 같은 항우울제를 투여한다. 이런 약에는 자살 충동을 자극하는 부작용이 있다. 연간 3만 명이 넘는 사람들이 스스로 목숨을 끊고 있다. 일본은 선진국 중 선두를 다투는 자살대국이다. 이것을 가속하는 것이 항우울제다. 환자도 가족도 이 악마적인 사실을 전혀 모른다. 알려지지 않았다.

자살 급증의 범인? 신형 항우울제

표17-2를 보길 바란다. 연간 자살자가 1997년부터 1998년에 걸쳐 갑자기 급증하고 있다.

표17-2 ■ 자살자 급증은 신형 항우울제 출현과 부합한다

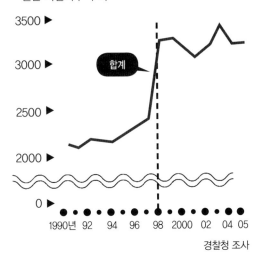

연간 자살자수 추이

경찰청 조사

자살자수는 1997년 약 2만 5천 명에서 1998년에 갑자기 3만 명을 돌파해 약 8천 명이나 급증했다. 위의 그래프를 표16(p.245)의 그래프와 겹쳐서 보면 정신신경질환 치료약 시장도 기분장애 환자수(우울병 포함) 급증과 완전히 비례하는 것을 알 수 있다. 모두 1998~1999년 무렵부터 갑자기 오름세로 증가하기 시작한다. 당시 무슨 일이 일어난 것일까? 그해는 바로 SSRI라 부르는 신형 항우울제가 출현한 해다. 1999년 4가지 새로운 상품을 승인하였다.

2000년에는 SNRI 항우울제도 등장했다. 팍실이 대표적이다. 향정신약은 승인 전에도 임상현장에서 많은 우울병 환자에게 치료약으로 투여한 것이 틀림없다. 신형 항우울제는 자살기도 즉 자살 충동의 큰 부작용을 갖고 있다.

신약의 급증과 자살자의 급증, 이것은 우연의 일치가 아니다. 자살을 가속하는 약이 1990년대 말에 등장하여 매상이 급신장하고 있다. 이런 자살촉진제를 복용한 환자의 자살이 급증하는 것도 당연한 이치가 아닐까?

정부는 자살방지 캠페인을 펼치고 있다. 그러나 가장 흉악한 범인인 항우울제는 전혀 언급하지 않는다. 제약이권의 정치력에 등골이 오싹해진다.

태아에 심장기형 이상이 발생한다

—

팍실 복용은 태아에게 나쁜 영향을 준다. 팍실을 복용한 여성에게서 태어난 신생아에게 심장기형 같은 선천적인 장애를 안고 태어나는 비극이 속출하고 있다. 2008년까지 9년 동안 87건이나 되는 피해 사례를 확인하였다. (민간단체 '약 피해 옴부즈퍼슨 회의' 조사)

이 단체는 '이런 현상에 대한 주의경고가 충분하지 않다'며 2009년 10월 21일 제약회사와 후생노동성에 경고표시 개선을 요구하며 진정서를 제출했다.

임신 가능성이 있는 여성에게는 원칙적으로 팍실을 투여하면 안 된다고 '약 피해 옴부즈퍼슨 회의'는 말한다. 이미 2005년 12월 미국 식품의약품국(FDA)은 "팍실을 복용한 여성이 선천성 심장질환이 있는 아이를 출산할 위험은 두 배다"라고 경고했다. 그리고 태아에 대한 의약품의 위험도를 나타내는 등급을 한 단계 올리도록 조정했다. 그만큼 팍실은 위험한 약이다.

그러나 환자도 의사도 무관심하다. 이 단체의 조사에서는 팍실 투여 여성에게서 태어난 아이의 심방중격결손의 심장질환을 중심으로 한 선천적 장애의 부작용 보고를 19건 확인했다.

게다가 팍실에는 중독성이 있어 중단하면 ① 현기증, ② 두통, ③ 불면 등의 이탈증상(금단증상)이 일어난다. 임산부가 먹으면 이탈증상이 신생아에게도 나타난다니 두렵다. 부모의 실수로 아이가 업보를 받는다.

부작용 증세에 관한 사례 보고에서도 ① 호흡억제(6건), ② 무호흡, ③ 떨림, ④ 가사(14건)······등 신생아 이탈증후군이라 여겨지는 증세의 예가 68건이나 확인되었다.

부작용 보고 사례는 다른 항우울제를 포함하면 100건에 달하는데

특히 팍실로 인한 피해가 두드러졌다. 그 만큼 위험한 약이라는걸 인식하고 사용하지 않는 것이 좋다.

"특히 젊은 사람은 심리상담으로 치료되는 경우도 많으므로 약물치료는 신중을 기해야 한다." (교린대 교수 다지마 오사무) 고독은 금물이다. 다른 사람에게 이야기하고 털어놓으면 기분 이 회복된다.

리탈린(향정신약)

복용 후 돌연사, 심장질환이 속출하여 FDA도 경고

25명 돌연사, 심장장애 54명

"리탈린 사용을 경고한다-복용자 중 25명이 사망(1999~2003년)."
〈마이니치신문〉(2006. 2. 10)의 일면 표제어다. 미국 식품의약품국
(FDA)도 권고한다. '중추신경 자극약인 리탈린(상품명)을 복용하면
돌연사나 심장장애의 위험이 늘어날 가능성이 있다'고 공표했다. '상
품에 경고를 첨부해야 한다'고 FDA는 강조한다.

리탈린의 약품명은 염산메틸페니데이트다. 미국에서는 '주의력결
핍 과잉행동장애'(ADHD)의 치료약으로 남용하고 있다. 집중력이 없
고 진득하지 못한 아이를 병으로 간주하고 화학약물 투여로 치료한

다는 어쩐지 두려운 발상이다. FDA의 약물안전위험관리 자문위원회의 조사에서는 1999~2003년에 어린이 19명을 포함한 복용자 25명의 사망 사례가 확인되었고 리탈린 복용자 역시 심각한 심혈관 질환 사례 54건이 보고되었다.

물론 이것이 엄청난 피해의 일부라는 사실은 말할 것도 없다. 어린이란 장난치는 걸 좋아해서 본래 진득하지 못한 존재다. 개구쟁이, 말괄량이…….

어린이 본래의 체질을 약으로 치유한다는 의사의 생각에는 소름이 끼친다. 약물 이권은 천진난만한 어린이의 세계까지 악마의 손톱을 쑤셔 넣고 있다. 미국에서 리탈린을 복용하는 환자수는 한 달에 어린이는 약 200만 명, 어른은 약 100만 명이라고 한다. 졸도할 정도로 많다.

비슷한 향정신약으로 아데랄이 있다. 이 약을 먹고 미국에서 24명이 돌연사 했다. 캐나다에서는 2005년 복용 환자 중 20명이 갑자기 사망하여 판매 일시 정지 조처를 내렸다.

각성제와 동일, 일본에서도 중독자 속출

리탈린을 복용한 어린이와 어른이 갑작스럽게 사망하고 심장병이 속출하고 있다. 더 이상 강 건너 불구경이 아니다. 일본에서도 리탈린을 많이 사용하고 있으며, 이 약 때문에 적어도 16명이 갑자기 사망했다. 향정신약의 하나로 각성제와 구조가 흡사하다. 일본에서는 좀처럼 치료하기 어려운 우울병이나 과민증(나르콜렙시)의 치료약으로 처방을 인정하고 있다.

세계에서는 이미 66개국에서 ADHD의 치료약으로 사용하고 있다. 그러나 우울병으로 사용 가능한 것은 일본뿐이라니 끔찍하다. 그리고 "부작용으로 보이는 전신경련의 사례가 보고되고 있으며 2002년 11월 '사용상의 주의' 중에 그 사실을 명기하였다."〈요미우리신문〉 2006. 2. 9

예전에는 가벼운 우울병에도 의사가 선뜻 리탈린을 처방했었다. 따라서 입수하기 쉬워 일반인 사이에서 유사 각성제로 리탈린 중독이 퍼져있었다.

1998년 이후 후생성(현 후생노동성)이 이 약의 처방전을 엄격하게 관리하여, 손에 넣기 어려워졌다. 마약중독자들이 인터넷 게시판에서 입수방법을 거론하는 사례가 잇따랐다. 2003년에는 대학생이 리탈린을 대량으로 먹은 후, 자살했다. 2004년에는 의사가 위조처방전을 이용해 약국에서 약을 가로챈 혐의로 체포되었다. 또 중독자가 약국을 습격해 리탈린을 훔치는 사건도 있었다. 이제 리탈린 재앙은 합법적인 각성제 지옥으로 변했다.

리탈린 중독자와 판매 의사

우울병으로 신경정신과를 방문한 후 리탈린을 처방받고 중독에 빠지는 사례가 많다.

2007년 9월에는 '초진 3분 후, 바로 리탈린 처방'이라는 엉성한 진료의 신경정신과 병원이 의료법 위반의 혐의로 도쿄와 신주쿠 보건소에서 현장검사를 받았다. 가부키초에 있는 건물에 중독자인 젊은 이들이 줄을 섰다고 한다. 이 병원은 인터넷 검색에서 상위에 검색되고, 원장의 응원 사이트까지 있었다. 이렇게 되면 의사가 아니라 백의의 약물 판매원이다. 이런 병원에는 각성작용을 노려 우울병이라 속이고 약을 손에 넣는 리탈린 중독자가 쇄도한다.

리탈린을 유사 각성제로 많이 사용하고 있어서 제조판매회사(노바르티스파마사)는 2007년 10월 우울병을 치료병명에서 제외하기로 했다.

리탈린의 마약 지정 가능성

텔런트 사카이 노리코 씨는 향정신성병약인 리탈린에도 푹 빠져 있었고, 클럽 화장실에서 약물중독자 동료들과 대마를 돌려가며 흡입했다. 리탈린 같은 기분이 좋아지는 약물이라면 뭐든지 손을 댔다. 리탈린은 수면장애의 치료에 이용하는 중추신경 자극약이다. 심한 중독증상 때문에 마약으로 지정될 가능성도 서서히 대두하고 있다. 그녀는 리탈린도 훌륭한 마약이라는 것을 몸소 증명했다.

리탈린의 정체는 각성제와 구조가 유사하다. 넓은 의미로는 리탈린도 훌륭한 각성제인 셈이다. 정부가 이 약의 남용과 유통을 내버려두는 것은 거대제약 이권의 이익을 가장 중시하기 때문이다.

리탈린은 마약으로 지정하는 것이 당연하다. 더 나아가서 제조판매 금지를 요구하자.

이상하게 진득하지 못한 아이는 어머니의 임신기와 유아기에 유해화학물질에 노출되었을 가능성이 있다. 화학물질은 뇌의 발달을 억제하기 때문이다. (시실리 선언) 또 합성 착색료에 의한 뇌 알레르기, 저혈당증, 산성체질일 때도 아이들은 부산스럽다. 자연적인 곡물 채식으로 식사하고 단것, 가공식품을 삼가자.

11장

암 검진,
항암제로 살해당하다

의사의 한마디가 수많은 암환자를 대량생산한다.

이런 의미에서 암은 병원에서 얻는 병이라고 할 수도 있다.

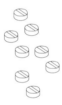

암 검진

암 선고 충격으로 면역력은 10분의 1로 급격히 감소한다

의사가 암 검진을 받지 않는 이유

아보 도오루 교수는 암 검진을 받지 않는다고 딱 잘라 말한다. 물론 가족에게도 검진을 권하지 않는다. 첫 번째 이유는 암을 발견하면 수술, 항암제 치료, 방사선 치료 같은 치료로 인해 꼼짝 못하기 때문에, 두 번째 이유는 정기적인 검사 자체가 스트레스이므로, 세 번째 이유는 매번 '이번에는 괜찮았지만, 다음엔 어떻게 될까?' 하며 검사 때마다 불안과 마주하는 것이 스트레스이기 때문이다.

이런 행동을 반복적으로 하면 결국 암에 걸릴 것 같은 심리가 강해진다고 한다.

아보 교수는 평소 "암에 걸리고 싶으면 암 검진을 받으세요. 암보험에 가입하면 더욱 완벽하지요"라는 말을 자주 한다. 아보교수는 《면역혁명(免疫革命)》이라는 책으로 유명하다. 이 책에서 자율신경의 긴장이 면역력에 영향을 미친다는 '자율신경이론'을 전개하고 있다. 불안, 공포 등은 교감신경을 긴장시키는데, 이때 암과 싸우는 림프구(NK세포)가 급격히 감소한다.

표18 ■ 암 선고가 암 증가의 최대원인이다. 불안, 공포가 폭발한다.
암에 관한 마음의 반응(야마와키 우치토미, 임상 정신 종양학, 1997)

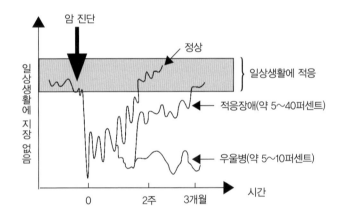

암 선고로 환자는 불안의 구렁텅이로 떨어진다.(위 그래프) 불안, 공포, 우울증 등의 정신 상태에 비례하여 암세포를 공격하는 NK세포도 급격히 감소한다. 정신력은 면역력과 직결된다.

이 그래프는 암을 진단하고 남은 생애를 알려주면 NK세포의 면역세포가 약 1/10로 급격히 감소하고 암은 10배 증가한다는 사실을 보여준다.

오히려 암세포가 10배나 증가한다

NK세포가 1/10로 감소하면 암세포는 약 10배 증가한다. 그러나 암 검진을 받고 의사가 암이라고 말하는 순간, 환자의 정신력(즉, NK세포)은 실제로 1/10 이하로 급격히 감소한다. 표18 그래프는 의사의 암 선고가 환자를 죽이는 최대의 흉기라는 것을 보여준다. 수직으로 정신력이 떨어지는 것을 볼 수 있다. 환자의 약 10퍼센트는 암 선고로 정신적 충격을 받아 심각한 우울증에 빠진다. 충격에서 벗어나지 못한 채, 불안과 공포에 시달린다. 면역력이 약 1/10로 떨어지면 암세포는 폭발적으로 10배나 증가한다.

또 약 40퍼센트가 적응장애로 일상생활에 복귀하지 못한다. 이 사람들도 불안과 공포의 스트레스로 암세포가 증가한다. 최악의 경우에는 약 50퍼센트가 우울증과 적응장애로 불안과 고뇌의 나날을 보내게 되고 암은 날이 갈수록 나빠진다. 의사의 한마디가 수많은 암 환자를 대량생산한다. 이런 의미에서 암은 병원에서 얻는 병이라고 할 수도 있다. 의사의 암 선고는 사형 선고다. "당신은 암이에요. 암은 낫지 않아요. 앞으로 며칠 남았어요." 이런 말을 듣고도 태연할 수 있는 사람이 몇이나 될까? 있다면 만나보고 싶다.

검사에 대한 두려움이 병이 된다

아보 선생님은 검사를 거의 받지 않는다. 혈압도 재지 않는다. 하루에 세 번이나 혈압을 재는 60대 여성의 전화를 받고 조언하면서 검사가 더 싫어졌다.

"여성은 생활이 곧 혈압측정일 정도로 궁지에 몰려 있었다. 내게 전화를 건 것도 하루 세 번으로는 불안해서 '조조 고혈압(아침에 일 어났을 때 혈압이 올라가는 상태-옮긴이)과 가면 고혈압이 있다는데, 선생님 도대체 혈압은 하루에 몇 번 정도 재면 되나요?'라고 묻는 것 이었다. 그때 혈압을 재는 것은 얽매임의 세계에 들어가는 것이라고 생각했다."

여성에게 우선 3개월간 혈압을 재지 말라고 조언했다고 한다. "건 강을 위해 시작한 것이 오히려 자기 자신을 옭아매고 있다." 아보 선 생님은 그런 사람이 많이 있다고 지적한다. 건강이라는 이름으로 쓸 데없는 두려움을 만들어내어 스트레스 때문에 실제로 병이 나는 사 람이 제법 많지 않을까?

병이란 '기'가 '병드는' 것을 말한다. (일본어로 병을 '病気'라고 표기-옮긴이) 암 선고를 받은 충격으로 암세포가 10배나 급격 히 증가한다면 말이 안 된다. 자신의 상태는 스스로 확인하자. 아침에 상쾌하게 일어나고, 몸이 가볍고, 식사가 맛있고, 나쁜 꿈을 꾸지 않고, 호 흡이 깊고, 매사에 감사하고, 감동한다면 당신은 건강하다.

지옥행 고속열차

암 치료 도중 내릴 수 없다!

자연사의 80퍼센트가 암이었다

암세포란 '잘못된 세포'를 말한다. 그러므로 건강한 사람에게도 암이 있는 게 당연하다. 노보리 미키오 의사는 "나이가 들어 죽은 노인을 해부하면 80퍼센트 이상의 시체에서 암을 발견하지만, 사망원인이 암은 아니었습니다"라고 증언한다. 또 게이오대학 곤도 마코도 의사는 "고형암은 6, 7년은 거의 변하지 않는다는 것이 의사의 상식입니다"라고 한다. 15명의 위암 환자를 관찰한 결과, 종양이 2배가 되는 데 걸린 시간은 길게는 8년 7개월이었다고 한다.

한편 현대의 암 치료는 항암제의 맹독성, 방사선의 강한 유해성,

필요 없는 수술로 암 환자의 80퍼센트를 죽이고 있다. 매년 사망하는 암 환자 34만 명 중 27만 명은 암이 아닌 암 치료 중 발생한 의료 과실로 사망한다. 틀림없는 업무상 과실치사죄로 형법범죄이지만, 한 해에 27만 명을 살해한 의사 중 구속되는 사람은 아무도 없다. 나치의 대학살을 능가하는 학살을 밥 먹듯 하는데도 경찰은 꿈적도 하지 않는다. 그들 또한 암 마피아의 일원으로 간주할 수 있다.

정부나 암학회가 큰소리로 주장하는 '조기발견', '조기치료'의 정체는 바로 '조기살해'다. 암으로 입원하면 ① 항암제, ② 방사선, ③ 수술의 3대 요법을 받는다. 1990년 미국 정부도 '대체요법보다 효력이 없고 위험하다'고 딱 잘라 말했다. (OTA 리포트) 이런 사실을 일본의 의사나 환자는 전혀 알지 못한다. 암 마피아가 완전한 정보조작으로 봉인했기 때문이다.

반항암제 유전자(ADG)의 충격

___

미국 국립암연구소의 데비타 소장은 1985년 의회에서 "암의 화학요법은 무력하며, 암세포는 반항암제 유전자를 변화시켜 항암제 독성에 내성을 가진다"는 충격적인 증언을 했다. 더욱이 암세포는 흉폭해지고 심해져 급격히 늘어나기 시작한다.

"항암제를 많이 투여한 그룹일수록 빨리 죽는다." 이것은 미국 동부의 20개 대학 의료기관이 참가한 역사상 유례가 없는 항암제 효능 판정연구의 결론이다. (동해안 리포트)

항암제가 암 환자를 죽이고 있다. 그리고 방사선치료에 의한 면역력 파괴는 상상을 초월한다.

웃음, 마음, 음식을 지도하는 암 선고를!

암 선고를 아래처럼 한다면 환자는 안도하며 웃는 얼굴로 대답할 것이다.

"암세포를 발견했지만, 걱정할 필요는 없어요."

"인간은 갓난아기부터 노인까지 누구나 매일 평균 5천 개나 되는 암세포가 생기니까요."

"건강한 사람이라도 몸속에 수백만에서 수억 개의 암세포를 가진 것이 정상이에요."

"150년 전 독일의 피르호라는 멍청한 학자가 암세포는 일단 생기면 환자를 죽일 때까지 늘어난다고 주장했는데, '무한증식론'을 대학 의학부에서 지금까지 가르치고 있어요. 바보의사가 바보의사를 대량 생산하고 있는 셈이죠."

"암세포가 매일 5천개나 생겨도 걱정할 필요 없어요. 내츄럴 킬러 세포(NK세포)라는 면역세포가 암을 매일 공격하여 해치우니까요."

"최근에 당신은 지나치게 고민하며 일했을 거예요. 그래서 교감신경이 긴장해서 NK세포가 줄고 암세포가 늘어난 거지요."

"우선 껄껄 웃어 봐요. 3시간 웃었더니 NK세포가 6배로 늘었다는 기록도 있어요. 고기는 암의 먹이가 되니까, 식사를 현미채식으로 바

꾸세요. 운동이나 목욕으로 몸을 따뜻하게 하는 것도 좋아요. 이 3가
지만 열심히 해도 암은 사라집니다."

그러나 이런 사실을 알려 줄 정직한 의사는 없다.

이렇게 고친다! 우선 지나친 고민, 과로, 과다한 약의 복용을 중지한다. 항상
웃고, 감사하고, 식사를 바꾸고, 정량의 60퍼센트 정도만 먹
고, 몸을 따뜻하게 하고, 운동한다. 그렇게 2주 정도 상태를
지켜보자. 그래도 개선되지 않으면 아보선생 같은 대체요법에 이해가 깊은 의사
에게 상담하자.

시타라빈(대사길항 항암제)

다른 약물과 병용하면 부작용으로 사망자 수가 7~10배 증가한다

DNA는 갈기갈기, 세포는 너덜너덜

암세포의 DNA를 합성할 때, 이 항암제가 가짜 재료로 몰래 숨어 들어 DNA 합성을 파괴한다. 그래서 대사억제제라고도 부른다. 생명의 근본이 되는 유전자를 파괴하기 때문에 궁극의 독물이다.

"항암제는 생명을 살리는 게 아니라, 죽이기 위한 약이다."(곤도 마코토 의사) 세포가 없어지듯 생명체도 죽어 없어진다. 시판약에는 킬로사이드(일본 신약), 사이트살(파마시아) 등이 있다.

작용·특징 : DNA를 합성하는 효소(DNA 폴리머라제)에 결합하는 독성으로 암세포가 늘어나는 것을 막는다. 다만 정상세포와 구별이 되지 않아 정상적인 세포까지 그 독성 피해를 본다. (첨부문서) DNA는 갈기갈기 찢어지고 세포도 죽는다. 이것은 조직과 장기 파괴를 의미한다.

취급 주의 : '본 약은 세포독성을 가지고 있으므로 다룰 때 장갑을 착용하는 것이 좋다. 피부에 약이 묻었을 때 즉시 다량의 흐르는 물로 잘 씻어야 한다.' (첨부문서) 세포독이 묻으면 피부세포가 부분적으로 죽어 너덜너덜 떨어진다.

다른 항암제와 병용할수록 빨리 죽는다

———

치료할 수 있는 암의 종류를 깜짝 놀랄 만큼 많이 열거하고 있다. 폐암, 위암, 대장암, 간암, 췌장암, 유방암, 자궁암, 난소암, 방광종양, 급성백혈병 등.

다만 이중 방광종양과 급성백혈병 이외는 '다른 항암제와의 병용'이 조건으로 붙어 있다. 다른 항암제와 함께 사용하라는 것은 '이것만으로는 효과가 없다'고 고백하는 것과 같다.

다른 약과 병용하는 것 자체가 사실 중대한 부작용을 안고 있다. 왜냐하면 '복수의 항암제를 사용한 환자일수록 빨리 죽는다'는 충격적인 데이터가 있기 때문이다.

과잉투여 할수록 빨리 죽는다 (미국 동해안 리포트)

——

1980년대 후반 미국 동부 20개의 대학과 의료기관이 참가한 대대적인 항암제 효능에 관한 실험보고가 있다. (동해안 리포트) 미국 역사상 최대 규모의 항암제 실증시험이라고 해도 좋다. 폐암 환자 743명(전원 4기)을 대상으로 다음과 같이 네 그룹으로 분류해서 항암제를 투여한 후 관찰했다.

① 세 종류, ② 두 종류, ③ 한 종류(A), ④ 한 종류(B).

암이 작아지는 종양축소 효과를 비교하면 ① 20퍼센트, ② 13퍼센트, ③ 6퍼센트, ④ 9퍼센트였다. 기존의 항암제 치료 입장에서는 과잉투여 할수록 효과가 올라간다고 생각할 것이다. 그러나 이 리포트는 충격적인 사실을 연구자에게 알려줬다. 생존기간을 비교했을 때 항암제를 과잉투여 한 ① 그룹의 생존기간이 가장 짧았다. 가장 오래 산 것은 ③과 ④의 한 가지 종류만 투여한 그룹이었다. ①과 ② 그룹에서는 투여를 시작한 지 불과 몇 주일 사이에 사망 환자가 잇따라 발생했다. 환자를 사망시킨 부작용 발생은 복수 투여군이 단독 투여군보다 7~10배나 높았다.

줄었던 암도 5~8개월 사이에 다시 증가

——

복수의 항암제를 복용하자 독성부작용이 더욱 강하게 환자를 덮쳤다. 게다가 줄었던 암 종양도 세포 수가 증가하여 5~8개월 사이에 원래 크기로 돌아갔다. 그것으로 그치지 않은 것이 더욱 두렵다. 나빠진 암세포는 계속 증가하여 환자를 죽음으로 몰아넣었다. 실험담당자는 절망적인 어투로 이렇게 설명한다. "어떤 약(항암제)도 환자의 수명을 연장하지 못했다."

항암제를 복수 투여할수록 환자는 부작용으로 빨리 죽는다. 항암제에 수명을 연장하는 효과는 거의 없다. 이런 결정적인 보고를 받은 미국 정부는 '암의 3대 요법은 효력이 없으며 위험하다'는 충격적인 OTA 리포트를 발표했다.

이 순간부터 미국의 암 치료는 대체요법으로 180도 방향을 전환했다.

칵테일 요법, 섞을수록 위험하다
——

다시 문제의 항암제 시타라빈으로 돌아가자. 이 약은 다른 항암제와 병용해야만 한다. 과잉투여를 할 수밖에 없다. 암 치료에서는 '칵테일 요법'이라고 부른다. 있을 수 없는 일이다. 항암제의 종류를 많이 섞을수록 부작용이 늘어나 환자는 순식간에 죽어 간다.

다른 약과의 병용을 지도하고 있는 '시라타빈'의 첨부문서에 충격적인 문장이 하나 있다.

'이 약과 다른 항악성종양제를 병용한 환자에게 백혈병, 폐선암 등의 이차성악성종양이 발생했다는 보고가 있다.'

병용하면 새로운 암을 발생시키는 발암성까지 있다.

조직과 장기의 비명이 들린다

———

시타라빈은 DNA를 파괴하고 다른 항암제와 병용하면 부작용도 심하다.

- 조혈파괴(골수, 조혈기능의 파괴)
- 혈구감소(악성빈혈, 장기출혈, 면역력 저하)
- 충격(사)
- 소화기 장애(토혈, 구토)
- 급성 호흡곤란 증후군(갑자기 호흡이 심하게 흐트러진다)
- 급성 심장막염(심장이 염증으로 발열, 가슴 통증, 호흡곤란, 충격사)
- 뇌증(백질 뇌증, 중추신경장애, 시타라빈 증후군)
- 담즙울체
- 소뇌실조
- 폐수종
- 호흡장애
- 발열

예를 들자면 끝이 없다. 다른 항암제와 마찬가지로 독에 중독된 전신의 조직과 장기가 비명을 지른다. 암세포를 공격하는 것은 NK세포 같은 면역세포다.

그러나 항암제는 암세포가 아닌 NK세포를 섬멸한다. 게다가 항암제와 환자의 전신조직을 공격한다.

따라서 암 환자에게 항암제를 투여하는 것은 불타는 집에 휘발유를 붓고 불을 끄려는 어리석은 행동이다.

암 치료는 암세포를 공격하는 NK세포를 늘린다. 그러므로 면역력을 높이는 것이 우선이다. 웃으면 NK세포가 갑자기 늘어난다는 실험보고가 있다. 우선 웃자. 그러면 자연스레 암은 치유될 것이다

플라토신(항암제 플라티나제제)

강한 세포독으로 전신의 장기가 절규한다

사망할 수도 있다는 각오로 투여하라

플라토신은 항암제 중에서도 독성이 강해 플라티나제제라고도 부른다. 이 약의 독성작용은 암세포 DNA(유전자)에 순간 결합하여 DNA 합성과 분열을 억제한다. 간단히 말하면 순간접착제처럼 들러붙는다. 유전자는 경직되고 세포는 바로 죽는다. DNA를 파괴하는 약품으로 최악의 세포 약물이다. "다른 항암제로 치료가 어려운 암이나 약에 내성을 가진 암세포에 효과적이다."《암의 모든 것을 알 수 있는 책(ガンのすべてがわかる本)》

플라토신의 의약품 첨부문서를 살펴보자. 첫머리에 '이 약을 포함하는 암 화학 요법은 긴급 사태에 충분히 대응할 수 있는 의료시설에서 암 화학 요법에 충분한 지식과 경험을 가진 의사가 이 요법이 적절하다고 판단하는 증상의 예에만 실시할 것'이라는 무서운 경고가 실려 있다. 긴급 사태란 간단히 말해 플라토신의 독성으로 중대한 부작용으로 생명이 위험에 빠질 때이며, 여기서 충분한 대응이란 구급조치를 말한다. 플라토신을 투여하면 사망할 수도 있으므로 각오하라는 경고다.

임상 성적과 유효 데이터도 제로!

———

그런데 맹독 항암제인 플라토신의 첨부문서에서 임상 성적을 확인하려다가 깜짝 놀랐다. 네 페이지에 걸친 첨부문서의 어디를 봐도 임상성적과 유효 데이터에 관한 기록이 일절 없다. 원래 첨부문서에는 약사법부터 제약회사가 용법, 용량에 따른 효능, 부작용, 사용상 주의할 점에 이르기까지 약에 관한 모든 정보를 기재하도록 의무화하고 있다. 첨부문서의 목적은 의약품의 오용이나 부작용 사고를 미리 방지하는 것이다. 그렇게 제약회사가 얻은 정보를 의사와 약사에게 전달한다. 공개된 정보를 토대로 의사들은 환자에게 처방한다. 그러나 맹독 항암제 플라토신에는 얼마나 유효한지, 얼마나 위험한지 명확하게 표시되어 있지 않다. 효능은 제로! 게다가 다음 문구에는 말문이 막혔다.

"이 약은 부작용이 나타나는 빈도에 관해 명확한 조사를 하지 않왔다." 플라토신의 제조판매원은 세계적인 거대 제약회사인 파이저사다. 회사는 '임상 성적이 제로로 승인된 것은 이 약품이 뒤늦게 시작한 제품이기 때문이다'라는 답변을 보내왔다. 그러나 이것은 첨부문서에 유효성을 기재하지 않는 이유가 될 수 없다.

몸속의 장기가 맹독 때문에 절규한다
—

당신이 만약 플라토신을 복용하면 어떤 증상이 나타날까?

● 메스꺼움 · 구토 : 대부분의 플라토신 투여환자에게서 발생한다.
● 조혈기능장애 : 범혈구감소증으로 골수 억제가 발생한다. 적혈구, 혈소판, 백혈구 등의 조혈기능이 항암제의 맹독으로 파괴되어 혈구가 급격히 감소한다. 악성빈혈, 장기출혈은 죽음으로 연결된다. 림프구(NK세포)가 급격히 감소하여 면역력이 없어진다. 암세포, 병원균, 곰팡이 등이 생겨 환자는 자연사한다.
● 충격사 : 가슴 통증, 혈압저하의 증상으로 죽는 일도 있다. (첨부문서에서는 투여를 중지한 후 적절한 조치를 하라고 지시하고 있지만 시간상으로 맞을지 의문이다)
● 뇌경색 : 플라토신으로 뇌의 혈관이 막히는 일도 있다.
● 심장정지 : 심장마비를 말한다. 플라토신 투여는 심근경색, 협심증, 부정맥, 심실세동, 느린 맥 같은 증상을 발생시킨다. 가슴 통증, 실신, 숨이 참, 두근거림, 심전도 이상 등을 수반한다.

- 간질성 폐렴 : 항암제로 면역력이 저하하여 생긴다. 부신피질호르몬 (스테로이드) 투여로 적절한 치료를 하는 것은 말도 안 된다.
- 전격성 간염 : 간 기능장애, 황달이 나타난다.
- 급성신부전 : 혈뇨, 요단백, 소변 감소증, 무뇨 등의 중독으로 사망에 이르는 신장장애가 일어난다.
- 용혈성 요독증 : 신부전, 용혈, 빈혈, 혈소판 감소 등의 증후군이 발병한다.

표19 ■ 항암제 플라토신으로 인한 부작용 일부(첨부문서)
맹독 때문에 장기가 절규하고 비명을 지른다

	빈도 불명
소화기	메스꺼움 · 구토[주1], 식욕부진, 설사, 구내염, 장폐색(증), 복통, 변비, 복부팽만감, 구각염
과민증[주2]	발진, 달아오름
신경정신계	말초신경장애(저림, 마비 등), 언어장애, 두통, 미각 이상, 의식장애, 지남력 장애, 경련, 레르미트 징후
간장	AST(GOT)상승, ALT(GPT)상승, AI-P상승, LDH상승, 빌리루빈상승, γ-GTP상승
순환기	심전도 이상, 레이노 증상, 두근거림, 빠른 맥
전해질	혈청나트륨, 칼륨, 클로르, 칼슘, 인, 마그네슘 등의 이상, 테타니 증상
피부	탈모, 가려움증, 색소침착
그 외	전신 권태감, 발열, 현기증, 통증, 전신부종, 혈압저하, 딸꾹질, 고요산혈증, 가슴통증, 탈수

주1 : 구토약을 투여한다. 주2 : 이런 증상이 나타났을 때는 투여를 중지할 것
플라토신 의약품첨부문서에서

- 소화관 천공 : 항암제의 독으로 위나 장에 구멍이 뚫린다. 소화궤양, 소화관 출혈 때문에 소화기계도 너덜너덜해진다.
- 급성 췌장염 : 췌장도 독에 중독되어 염증을 일으킨다. 심한 통증은 비유조차 할 수 없다.
- 당뇨병 악화 : 혈청 수치가 올라가 당뇨병이 심해진다. 혼수, 아시도 시스(산성혈액증)로 사망하는 예도 있다.
- 횡문근융해증 : 근육(횡문근)이 녹는다. 근 융해를 나타내는 수치 (CPK)가 상승한다.

중단하기엔 이미 늦었고, 조치하면 약물 장기투여로 이어진다
——

플라토신의 부작용은 더 있지만, 다 쓸 수 없으므로 나머지는 일람표를 참조하길 바란다. (표19) 상세히 점검하면 플라토신의 부작용은 100가지가 넘을 것이다.

부작용은 온몸의 조직과 장기의 절규로 나타난다. 충격사할 정도의 맹독을 투여하므로 환자의 온몸이 끔찍한 비명을 지른다. 그것이 부작용군의 정체다.

첨부문서에는 부작용이 나타나면 판에 박은 듯이 투여를 중지하고, 적절한 조치를 취하라고 적혀 있다. 충격이나 심장정지 증상이 나타났을 때 일반인이 조치하기란 힘들다.

또 적절한 조치란 부작용 증상을 멈추기 위해 더 많은 약을 투여하는 것이다. 이렇게 환자는 약물을 장기투여받고, 그 부작용으로 쇠약하고 황폐해져 결국에는 죽어 간다. 처방받은 약 때문에 환자들이 사망하는 의료학살이라고 할 수 있다.

이렇게 고친다! 몸이 쇠약하여 죽은 노인을 해부하면 시체의 약 80퍼센트에서 암을 발견한다고 한다. 하지만 그들은 편안하게 생을 마감했다. 갓난아기부터 노인까지 누구나 매일 약 5천 개의 암세포가 생기고 있다. 그러므로 암이 있는 것은 당연하다. 우선 암에 관한 진실을 아는 것이 중요하다.

인터페론α(생물학적 항암제)

복용자 82퍼센트가 고열, 우울병, 착란, 자살 등의 부작용을 경험

효과는 오차 범위나 제로

이 약은 환자의 생물학적인 반응을 이용할 목적으로 투여하는 항암제다. 일찍이 '꿈의 항암제'라는 기대를 받았지만, 치료현장에서는 예상을 넘는 끔찍한 부작용이 잇따르고 있다.

다른 상품명으로는 스미페론(스미토모 제약), OIF(오쓰카 제약) 등이 있다. 이 약의 특징은 '면역작용과 관련 있지만, 자세한 메커니즘은 명확하지 않다'고 한다. 미덥지 않다.《암의 모든 것을 알 수 있는 책》

가장 많이 투여받는 환자는 신장암, 다발성골수종, 백혈병(만성

골수성) 등이다. 그럼 이 '꿈의 항암제'의 효능은 어느 정도일까?

- 신장암 : 암 종양을 작게 만드는 효과는 단 7퍼센트(56사례 중 4건)다. 이것은 오차범위와 같다. 복용 환자 중 80퍼센트는 전혀 변화가 없다.
- 골수종 : 효과가 있었다는 대답은 1.4퍼센트다. 오차 범위 이하로 이야기할 가치도 없다.
- 백혈병 : 한때 나았다는 반응은 14명 중 불과 1명뿐이다. 이것도 우연일 것이다.
- B형간염 : 78건의 사례 중, 효과가 좋다는 반응은 단 두 가지 사례로 2.6퍼센트에 불과하다.

이상으로 볼 때 인터페론α의 치료 효과는 거의 없다고 할 수 있다. 의약품 첨부문서에 제약회사는 조금이라도 좋은 성적의 데이터를 기재한다. 그런데도 이 정도라니, 얼마나 효과가 없는지 능히 상상할 수 있다.

효과는 일제히 오차 범위 이하인데 전국의 의료현장에서는 지금도 대량으로 처방하여 암 환자에게 투여하고 있다. 환자는 이러한 충격적인 사실을 모른다. 믿기지 않겠지만, 의사도 모르고 있다. (그들은 첨부문서를 읽지 않는다.)

경고 : 자살기도가 나타난다

———

주사를 놓는 의사도 맞는 환자도 인터페론α가 효과가 거의 없다는 충격적인 사실을 모른다. 그러나 무서운 부작용은 확실하게 환자를 덮친다. 첨부문서의 첫머리에 '경고'의 빨간 박스 기사가 있다. 인터페론α에서 가장 주의해야 하는 부작용에 관한 경고다. 이렇게 적혀 있다.

경고 : 자살기도가 나타나는 경우가 있다.

항암제 투여가 자살 충동을 일으켜 환자를 죽음에 몰아넣는다. 게다가 첨부문서에는 '사용상의 주의에 충분히 유의하고 환자에게 부작용이 나타날 가능성을 충분히 설명할 것'이라고 적혀 있다. 인터페론α를 환자에게 투여하는 의사는 부작용이 일어날 가능성을 충분히 환자에게 설명하고 이해와 동의를 구하라고 한다. 그러나 딱 잘라 말할 수 있다. 그런 의사는 일본 전국을 찾아봐도 없을 것이다. 우선 충격적인 부작용을 환자나 가족에게 설명하면 "그럼, 주사 잘 부탁해요"라고 할 사람이 있을 리 없다.

살인 불도저의 폭주

———

의사는 첨부문서를 자세히 읽을 의욕 자체가 아예 없다고도 할 수 있다. 의약품의 사용상의 주의 등을 명기한 첨부문서를 대부분 의사는 읽지 않는다. 오싹한 현실이다. 비참한 부작용과 의료사고가 끊이지 않는 것도 당연하다. 약의 부작용을 피할 수 있는 설명서를 읽지 않기 때문이다.

불도저의 운전방법도 모른 채 폭주하는 것과 같다. 액셀도 브레이크의 위치도 모른다. 통행인을 치어 죽이고 나서야 겨우 액셀의 위치를 학습한다. 현재의 의료현장은 이처럼 살인 불도저가 폭주하는 구도와 전혀 다르지 않다. 그러므로 제약회사가 첨부문서에 항암제의 부작용을 열거해도 담당의사는 모른다. 의료 황폐의 현실이 여기에도 있다.

부작용이 덮친다

의사는 안 읽지만 약을 복용하는 환자는 첨부문서를 꼼꼼히 읽어봐야 한다. 그러면 약 때문에 살해 당한다는 충격적인 사실을 알게 될 것이다.

- 고열 : 인터페론α를 주사하면 갑자기 열이 나고 체온이 40℃를 넘는다. 한 주에 한 번씩 맞으면 매주 환자는 고열 때문에 지옥 같은 고통으로 몸부림친다.
- 전신 권태감 : 온몸이 나른해서 일상생활을 할 수 없다.
- 우울증 : 치료 중 우울증에 빠진다.

- 착란·의식장애 : 돌발적으로 폭력을 행사한다.
- 자살 충동 : 목매어 자살, 투신. 자살할 위험이 있다.
- 충격(사) : 부작용으로 급속히 혈압이 내려가 사망한다.
- 심장마비 : 심부전, 심근경색, 협심증, 심실빈박 등에서 심장정지까지 발생한다.
- 조혈장애 : 조혈장애로 혈구가 갑자기 줄어서 악성빈혈, 다장기부전, 면역력 저하로 죽음에 이른다.
- 눈 출혈 : 갑자기 혈관이 끊어진다.
- 간질성 폐렴 : 백혈구가 억제되거나 급격히 줄어들어 면역력이 저하하여 발병한다.
- 당뇨병 : 당뇨병이 더욱 나빠지거나 발병한다. 혼수에 이르는 경우가 있다. (첨부문서)
- 자기면역질환 : 갑상선장애, 중증 근무력증, 궤양성대장염 등 면역력이 흐트러져 발병한다.
- 패혈증 : 백혈구가 감소하여 면역력 저하로 혈액이 부패한다. 사망할 위험이 있다.

이상은 인터페론α의 부작용 중 일부다. 그 밖에도 안면마비, 망막증, 하혈·혈변, 난청 등이 생긴다. 그중에는 피부 괴사(짓무름) 같은 부작용도 있다. (빈도가 분명하지 않음)

부작용의 발병률은 82퍼센트로 이 약의 효과는 거의 제로에 가깝다. 게다가 부작용군이 덮친다. 그런데도 당신은 의사가 인터페론α를 치료한다는 말에 "잘 부탁해요"라고 말할 수 있을까?

이렇게 고친다!

당신에게 모자란 단 한 가지 약이 있다. 그것은 바로 올바른 정보다. 일본의 암 사망자 중 약 80퍼센트는 잘못된 암 치료의 희생자다. 그 비극을 유념하길 바란다. 올바른 책 선택으로 당신의 목숨이 결정된다. 《암에 걸리면 읽는 10권의 책(ガンになったら読む10冊の本)》, 《병원에 가지 않고 고치는 암 요법(病院に行かずに「治す」ガン療法)》, 이 책들은 95퍼센트라는 놀라운 연간 생존율(10년 평균)을 자랑하는 자치회 '이즈미회'의 비결을 소개하고 있다. 하나뿐인 목숨을 위해 부지런히 배우자!

12장

대사증후군에 속아
약물 장기투여

대사증후군 건강검진의 국민 의무화에 숨겨진 목적이
바로 약물 장기투여 계획이다.
콜레스테롤도 혈당 같은 생명 에너지원이다.

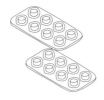

강압제(혈압강하제)

판매 1위! 독의 작용으로 혈압을 내리는 것은 위험하다

최고 180인 혈압을 130으로 내리다

우선 악질 음모인 '대사증후군의 음모'를 이야기하고자 한다. 일본에서는 2008년부터 대사증후군 검진제도를 시작했는데, 이 제도는 제약회사의 음모로 물들어 있었다. 예를 들면 고혈압증의 경우, 진단기준은 최대혈압이 180mmHg이었다. 노인이 고혈압이라고 하면 180mmHg 이상이라는 의미였다. 그러나 이상한 사태가 일어났다. 2000년 갑자기 고혈압의 기준이 170mmHg으로 내려가더니 2004년에는 140mmHg으로 내려가고, 2008년 대사증후군 건강진단기준에서는 무려 130mmHg까지 내려갔다. 불과 5년 사이에

50mmHg이나 고혈압 기준이 내려간 것이다. 허들을 낮춘 범인은 일본 고혈압학회다. 진단기준을 낮추면 그만큼 고혈압 환자가 갑자기 늘어나므로 혈압강하제의 판매액도 늘어난다. 너무나 알기 쉬운 음모다. 140mmHg으로 낮아진 단계에서 이미 전국에서 고혈압 환자는 약 3,500만 명으로 급증했다. 일본인의 세 명 중 한 명이 고혈압이 된 것이다. 이렇게 병의 정의를 부풀리면 환자수가 늘어난다.

이 같은 음모가 대사증후군 검진의 가슴둘레, 콜레스테롤 수치, 혈당치 등에서도 이루어졌다. 대사증후군 건강진단기준에서 3,060만 명이 환자로 날조되어 국가에 의해 병원으로 보내졌다. 건강한 사람을 환자로 만들어 엄청난 돈을 번다. 이것은 제약회사가 정부까지 움직인 음모였다.

70세 이상 두 명 중 한 명이 먹고 있다

일본에서 가장 잘 팔리는 약은 혈압강하제다. 그 증거로 70세 이상 두 명 중 한 명이 먹고 있다. 놀랄만한 수치다. 내 선배인 편집자 H씨는 45세부터 이 약을 사용하고 있다. 그는 남이 하는 말은 잘 듣지 않는 사람이다. 그런 그가 순순히 혈압강하제를 일흔 살 가까운 오늘날까지 매일 꾸준히 먹고 있다. 수영과 등산 가리지 않고 뭐든지 해내는 사람으로 건강하다고 정평이 나 있지만, 귀가 잘 들리지 않아 보청기는 그에게 필수품이다. 심술꾸러기인 그가 왜 이 약을 먹기 시작한 걸까?

"회사의 건강검진 때 의사로부터 권유받았지."

"뭐라고요?"

"혈압강하제 먹을래요? 아니면 죽을래요?"

'죽긴 싫어요'라는 말을 하고 먹기 시작했다고 한다.

반 권력의 화신 같은 사람이라도 의사가 하는 말은 고분고분 잘 듣는다. 일본인의 의사 신앙, 약 신앙, 그리고 병원 신앙의 뿌리 깊음을 여기에서도 알 수 있다. 그러나 니가타대학 대학원의 오카다 마사히코 교수는 "약으로 무리하게 혈압을 낮춰도 오래 살지 못한다" 고 딱 잘라 말한다.《암 검진의 대죄(がん檢診の大罪)》

4가지 혈압인자를 억제한다

—

한 마디로 혈압강하제란 화학물질의 독작용으로 혈압이 내려가는 반응을 이용한 것이다. 다른 의약품과 마찬가지로 효능이란 독에 관한 생체거절 반응이라는 것을 잊으면 안 된다. 혈압을 올리는 작용 인자는 많다. ① 칼슘, ② 앤지오텐신 II (혈압상승 호르몬), ③ 염분, ④ 아드레날린(별명이 분노의 호르몬). 각각의 인자에 작용하여 혈압을 낮추는 혈압강하제를 다양하게 개발하고 있다. 그러므로 혈압강하제란 한 종류만 있는 것이 아니다.

① 칼슘 · 블로커(혈관확장제) : 가장 대중적인 혈압강하제다. 칼슘 은 동맥을 수축시키는 작용이 있다. 따라서 칼슘공급을 억제하면 혈

관은 확장되고 혈압은 내려간다. 이점을 이용한 약이다.

② 앤지오텐신Ⅱ·ACE 억제제 : 최근 몇 년간 혈압강하제의 주류가 되어가고 있다. ACE라는 효소가 혈압상승 호르몬(앤지오텐신Ⅱ)을 생성한다. 따라서 효소 ACE를 중지하면 혈압상승 호르몬도 생기지 않고 혈압이 내려가는 메커니즘을 이용한 약이다.

③ 염분조절·이뇨제 : 소변으로 수분을 대량 배출하여 혈압을 낮춘다. 염분을 많이 섭취하면 염분농도를 일정하게 유지하기 위해 혈액 중에 수분이 많아져 그만큼 혈압이 올라간다. 이와는 반대로 체내의 수분과 염분을 다량으로 체외에 배설하면 혈압이 내려간다. 따라서 이뇨제는 혈압강하제로 사용할 수 있다.

④ 아드레날린($\alpha \cdot \beta$블로커의 2종) : 혈압을 올리는 호르몬을 억제한다.

아드레날린은 '분노의 호르몬'이라고 부르며 적과 우연히 만났을 때 혈액 중에 방출한다. 공격인가? 도피인가? 모두 순발력이 요구된다. 그래서 아드레날린은 혈압을 상승시키는 작용이 있다. 혈압을 올리려면 두 가지 수용체($\alpha \cdot \beta$수용체)와 결합해야 한다. 수용체를 약으로 억눌러서 혈압상승을 억제한다.

독 반응으로 54개의 부작용이 발생한다
——

이상으로 혈압강하제에 의한 약물요법은 정상적인 생리작용을 약물의 독 작용으로 억제해서 혈압을 내린다는 것을 알았다.

"약물요법은 주작용에서 목적으로 하는 증상이 안정되어도 부작용으로 다른 증상이 나타난다. 그래서 부작용을 억제하기 위해 다른 약을 투여한다. 그러면 다른 부작용이 나타나는 식의 연쇄가 시작된다."《대사증후군의 폭주(メタボの暴走)》

비극의 한 예가 아드레날린 억제제(β블로커)의 부작용이다. 기관지를 수축시키는 작용이 있어 천식 환자가 먹으면 치명적이다. 시험 삼아 혈압강하제(하이트라신)의 첨부문서를 점검하다 부작용군에 놀랐다. 무려 54종류나 되는 증상이 나열되어 있었다. 혈압강하제는 독물이므로 계속 먹으면 신체를 한평생 독의 작용에 노출하는 셈이다. 수십 가지나 되는 부작용(독작용)이 서서히 몸을 갉아 먹는다.

이렇게 고친다! 약물요법은 부작용이 따르기 마련인데, 이것이 약물을 장기 투여하게 한다. 우선 혈압강하제에서 벗어나자. 다만 갑자기 끊으면 혈압이 올라갈 위험이 있으므로 조금씩 줄여 탈이 없도록 하자.

하이트라신(α블로커 혈압강하제)

치매, 심장마비, 소변 흘림, 성불능

고령자는 뇌경색 발생의 우려!

대표적인 혈압강하제 하이트라신의 첨부문서를 꼼꼼히 읽어봤다. 이 약은 애보트 재팬에서 만든 α블로커 혈압강하제로 아드레날린을 억제하여 혈압을 낮추는 작용을 한다.

우선 '사용상의 주의'에 주목해보자. 의사와 약사에게 '다음 환자에게는 신중히 투여할 것'이라며 주의를 호소하고 있다.

① 간·신장 기능장애 환자 : 약의 혈중농도가 상승할 우려가 있다.
② 고령자 : 지나치게 혈압을 낮추는 것은 좋지 않다. 뇌경색이 일어

날 우려가 있다.

70세 이상의 노인 두 명 중 한 명에게 처방하면서 고령자의 혈압을 지나치게 낮추는 것은 위험하다고 한다. '뇌경색 우려'란 무엇일까? 그것은 '혈압이 내려갔다'가 '뇌경색으로 쓰러졌다'가 될 수도 있다는 것이다. 다음은 다른 부작용이다.

- 의식상실 : 빈도가 분명하지 않다. 혈압저하로 잠시 의식을 잃는다.
- 간 기능장애 : GOT 등 간장기능악화를 나타내는 각 수치가 일제히 올라간다.
- 신장 기능장애 : 혈중 크레아티닌 수치 등 이상을 나타내는 수치가 올라간다.
- 현기증 : 혈압강하제를 먹고 현기증이 나서 휘청거린다.
- 두근거림 · 빠른 맥 : 두근거림. 혈압강하제로 무리하게 혈압을 낮췄기 때문에 몸은 필요한 혈액을 내보내려고 맥박을 빨리한다. "심장에 부담이 가서 심장질환의 계기가 된다."(아보 교수)
- 배뇨장애 : 중장년 중에는 잔뇨감, 빈뇨, 요실금 등으로 고민하는 사람이 많다. 일상적으로 사용하는 혈압강하제를 의심하자.
- 두통 : 혈압강하제를 사용하는 사람 중에는 두통 환자가 많다. 머리가 무거운 느낌도 포함한다.
- 빈혈증 : 적혈구가 감소한다.
- 저혈압증 : 혈압강하제 때문에 너무 혈압이 내려가 다양한 증상이 나타난다.

- 과민증 : 발진이나 피부의 가려움. 독물인 혈압강하제를 피부에서 배출하려고 한다.
- 신경계 이상 : 권태감, 무력감, 다한증, 불면, 냉증, 어깨 결림, 졸음, 목마름, 저린 느낌, 달아오름 등등.
- 순환기 장애 : 부정맥(기외수축, 심방 세동 등), 복통, 숨이 참. 심방 세동은 심장마비사로 이어진다.
- 소화기 이상 : 복통, 설사, 변비, 메스꺼움, 구토, 식욕부진, 소화불량. 이러한 증상은 역시 혈압강하제의 독성자극 때문에 위나 장이 상했다는 것을 의미한다.
- 발기부전 : 혈압을 무리하게 내리기 때문에 성적불능이 된다. 혈압 강하제를 쓰레기통에 버리자.

(이하 생략)

혈압강하제 최악의 부작용은 발암

앞의 나열한 증상을 보이는 사람 중에 혈압강하제를 일상적으로 사용하는 사람이 많을 것이다. "혈액이 도착해야 할 곳에 도착하지 않기 때문에 원래 약한 장기가 해를 입는다." (아보 교수)

앞서 예를 들었던 H씨는 유전적으로 귀가 안 좋은 집안 내력을 가지고 있었다. 혈압강하제 때문에 원래 약했던 청각이 해를 입었을 것이다. "혈압강하제가 가장 무서운 것은 혈액순환 장애로 마지막에는 발암의 원인이 되는 것이다." (아보 교수)

암은 혈행 불량의 산소 결핍 조직에서 발생한다. 혈압강하제를 항상 먹는 사람은 부작용의 위험을 무릅쓰고 있다. 짚이는 증상이 여러 가지 있지 않은가? 혈압강하제를 끊으면 이런 불쾌한 증상들로부터 해방될 것이다.

부작용의 위험성을 무릅쓰면서까지 혈압강하제를 복용하는데 혈압을 내리는 효과는 얼마나 될까? 하이트라신의 첨부문서를 보고 실망했다. 혈압강하제의 유효율은 ① 본태성 고혈압은 64.8퍼센트(세 명에 한 명은 무효), ② 신성고혈압은 52.6퍼센트, 두 명에 한 명은 혈압강하제를 먹어도 전혀 효과가 없다. 하지만 부작용의 위험은 많다.

채식주의자의 혈압은 정상이다. 육식을 끊으면 고혈압은 해결된다. 웃으면 심박 수가 안정된다. 스트레스 물질도 마찬가지다. 웃음도 역시 고혈압을 내린다. 활기찬 채식주의자가 되자. 그러면 위험한 혈압강하제는 필요 없어진다.

살인 강하제

70세 이상 인구 절반에 투여, 복용자는 사망 위험이 5배나 증가한다

치료를 받지 않으면 죽지 않았을 텐데

혈압이 꽤 높아 치료를 받는 당신, 바로 병원에서 도망쳐야 한다. 병원 치료 때문에 살해당할 위험이 매우 크다. 목숨을 잃을 위험성이 5배나 더 높다. 오구시 쇼이치 교수(도카이대학 의학부)는 정곡을 찌르며 경고한다. 그의 저서 《대사증후군의 함정(メタボの罠)》의 부제목은 〈건강한 사람들을 환자로 만든다〉로 꽤 자극적인 문구다. 2008년 4월부터 의무화된 특정건강검진의 대사증후군 기준은 거짓말이라고 말한다. 한 예로, 허리둘레 85cm 이상 남성이 위험하다는 것은 의학적 근거가 없다고 한다.

대사증후군 치료에는 근거가 없지만 그 때문에 목숨을 잃는다. 표20의 수치는 충격이다. 가로축은 혈압 레벨(최고 · 최저혈압, 단위 mmHg)이고 세로축은 사망 위험도를 나타낸다. 위험도가 1.0이라는 것은 고혈압 치료를 받은 사람과 받지 않은 사람의 사망률이 같다는 것이다. 1.0보다 크면 고혈압 치료를 받은 사람 쪽이 사망률이 높은 것을 나타낸다. 오른쪽을 주목하면 "혈압 레벨이 올라가면 위험도가 높아져 180/110mmHg 이상에서는 위험이 5배나 증가한다"고 오구 시 교수는 말한다.

왜 고혈압 치료를 하는 걸까? 고혈압에 의한 뇌출혈이나 뇌경색 등의 사망 위험을 방지하기 위해서다. 그런데도 고혈압 치료를 받은 사람은 받지 않은 사람보다 5배나 많이 사망한다.

표20 ■ 혈압강하제를 복용하면 사망 위험이 5배나 늘어난다
혈압을 내리는 치료 때문에 사망할 수도 있다

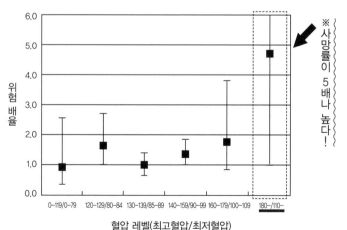

혈압 레벨(최고혈압/최저혈압)
오구시 쇼이치, 고바야시 쇼타이, 일본 뇌졸중 학회 심포지엄, 2007

"혈압강하제 치료를 받은 사람은 받지 않은 사람보다 사망 위험이 5배나 높다." 이 충격적인 사실을 깨달아야 한다. 약을 끊을 때는 천천히 줄여 약물에서 벗어난다. 아울러 채식 중심의 식사로 전환하자.

"혈압 레벨이 높은 사람일수록 고혈압 치료 때문에 사망률이 높아진다."

"최근에는 혈압의 목표치가 너무 낮으므로 무리한 치료가 사망률을 높일 가능성이 있다."(오구시 교수)

무리한 치료, 혈압강하제의 중대한 부작용으로 환자는 지옥을 맛본다. 이래도 당신은 혈압강하제를 계속 먹을 것인가?

뇌경색 위험성은 3배, 총 사망 가능성은 1.4배

———

게다가 오구시 교수는 "고혈압 치료가 뇌경색 위험을 높인다"고 고발한다.

"부정맥 등 심장에서 혈액의 흐름이 나빠 혈전이 생겨, 혈전이 뇌에 흘러들어와 막히는 심인성 뇌경색에 걸리면 고혈압 치료의 위험성은 3배로 높아진다."(오구시 교수) 혈압을 너무 낮추면 뇌경색 및 사망률이 높아진다고 한다.

65~85세의 최고혈압 160mmHg를 넘는 4,418명에게 칼슘억제제라고 부르는 일본에서 가장 많이 사용하는 혈압강하제를 투여하여 2년간 추적한 결과를 보면 충격적이다.

강력하게 낮춤(A군), 온화하게 낮춤(B군)으로 나누어 비교했다.

그러자 140mmHg 미만으로 낮춘 A군에서는 "뇌경색의 발병률과 사망 및 총 사망(1.4배)이 더 많았다." (오구시 교수) 강한 칼슘억제제로 혈압을 낮추면 40퍼센트나 사망할 확률이 높아진다! 이 실험은 원래 시판약의 효과와 안전성을 증명하기 위해 시행한 것이다. 짓궂은 결과가 나오고 말았다.

암이나 파킨스병에 걸린다

오구시 교수는 고혈압이 위험하다는 미신도 비판한다. "일본 고혈압학회의 지침에서 인용하고 있는 후쿠오카 현 히사야 마을 주민을 추적한 연구는 1961년 이루어졌는데, 뇌혈관의 영양이 충분하지 못했던 당시 데이터에서는 140/90mmHg 이상의 고혈압은 뇌경색의 위험이 있다고 보고한다. 그 후 2003년에 발표한 논문에서는 심혈관계 질환의 위험은 혈압 레벨 180/110mmHg 이상부터라고 한다." (오구시 교수)

고혈압 환자를 대사증후군 건강검진에서 대량생산하고 약물을 장기투여하기 위해 정부는 갑자기 고혈압증의 정의를 140mmHg까지 내렸다. 지침을 작성한 고혈압학회의 배후에 틀림없이 혈압강하제 제약회사가 숨어 있을 것이다.

"칼슘억제제를 투여하면 발암률이 높아진다!" 하마 로쿠로 의사도 저서 《고혈압은 약으로 낮추지 마라!(高血圧は薬で下げるな!)》에서 충격적인 경고를 한다.

이 약은 발암성을 포함하고 있고, 혈압강하제 레세르핀을 복용하면 파킨슨병 같은 증상이 나타난다고 한다. 파킨슨병이라는 진단을 받고 치료 중인 사람은 의사한테 처방받은 혈압강하제의 부작용을 의심해야 한다.

고혈압을 방지하는 손쉬운 방법은 채식주의자가 되는 것이다. 고기 같은 육식을 삼간다. 국제적인 연구에서 채식주의자는 고혈압증을 거의 볼 수 없다는 사실을 증명하고 있다.

콜레스테롤 억제제(항지혈제)

연 1만 명이 부작용사! 누운 채 일어나지 못하는 노인을 대량생산

한 상품으로 연 1조 5,000억 엔 떼돈 벌이

퀴즈다. "세계에서 가장 잘 팔리는 약은 무엇일까?" 그것은 콜레스테롤 억제제 '리피토르'로 판매액을 들으면 깜짝 놀랄 것이다. 판매액은 연간 136억 8,200만 달러(2006년도)다. 이 약의 제조회사는 세계에서 가장 큰 규모의 화이자사와 다른 거대 제약기업들이다. (유토브레인 조사 결과) 세계의 제약회사에게 콜레스테롤 시장이 얼마나 달콤한 시장인지 알 수 있다.

맥도날드 같은 패스트푸드 체인이 전 세계의 사람을 고기와 기름으로 절이고, 그 후엔 파이자 같은 거대 제약회사가 약물을 장기투

여한다. 실로 멋진 제휴 플레이다. 식품산업과 제약산업의 유착이다. 그리하여 기름과 약으로 찌든 당신을 기다리는 것은 바로 죽음이다. 그것도 침대 위에서 누운 채 일어나지도 못하거나 휠체어에서 일어서지 못하는 애처롭고 분한 죽음이 기다리고 있다.

표21 ■ 콜레스테롤 수치가 높은 쪽이 오래 산다
모리구치 시의 총 콜레스테롤 수치와 5년간의 사망률(남녀별)
오사카 모리구치 시에서 1997년 건강검진을 받은 주민 16,000명을 5년간 걸쳐 조사했더니 남성의 경우 콜레스테롤 수치가 높은 쪽이 사망률이 낮았다.

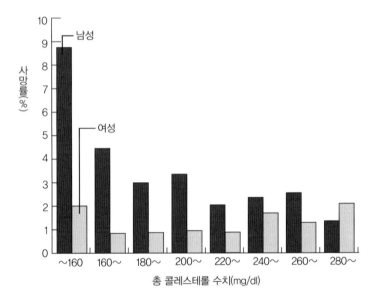

쓰지 히사코 모리구치 시민보험센터 보험총장
출처 활기찬 건강 뉴스#42

수치가 높은 사람 쪽이 오래 산다

"콜레스테롤 억제제로 매년 1만 명이 사망하고 있다!"

하마 로쿠로 의사는 충격적인 발언을 했다. 그의 저서《콜레스테롤에 약은 필요 없다!(コレステロールに薬はいらない!)》에서 "건강하게 장수하기 위해서는 콜레스테롤이 약간 높은 쪽이 좋다!"고 딱 잘라 말한다. 근거는 건강조사 데이터다.

예를 들면 모리구치 시의 '총 콜레스테롤 수치와 5년간 사망률' 비교다. (표21) 콜레스테롤 수치와 사망률을 보면 남성은 160mg/dl 이하가 높다. 재밌게도 콜레스테롤 수치가 높아질수록 사망률은 감소한다. 그리고 콜레스테롤 수치가 가장 높은 군인 280mg/dl 이상에서 사망률이 가장 낮다.

정부는 '콜레스테롤이 높을수록 사망위험이 크다'고 대사증후군 건강검진 기준을 정해 콜레스테롤을 줄이도록 지도해왔다. 그러나 조사 데이터의 결과는 정반대다. 하마 의사는 "콜레스테롤 기준치에 과학적 근거는 없다"고 대사증후군 기준을 비판한다. 그는 "240~260mg/dl 이상이 가장 오래 산다"고 말한다. 게다가 "약으로 낮추면 오히려 사망률이 높아진다." "대사증후군 기준에 속지 말라"고 호소한다.

또한, 정부는 "대사증후군을 완치하면 의료비가 2조 엔 줄어든다"고 한다. 그러나 사실은 반대다.

오구시 교수는 통렬하게 비판한다. "건강한 사람이 대사증후군이라는 병명을 얻어 쓸데없는 의료행위가 이루어진다. 그 결과 2조 엔을 낭비한다. 새로운 대사증후군 건강검진을 시행하면 비용이 5~6조 엔 더 늘어나 그 여파 때문에 꼭 필요한 의료행위가 줄어든다."《대사증후군의 함정》

콜레스테롤을 낮추면 위험!

———

콜레스테롤을 낮추면 위험하다고 정부를 비판하는 의사들이 많다. 《일본인이여 콜레스테롤을 두려워하지 말라(日本人よコレステロールを恐れるな)》(하세가와 모토지), 《일본인은 콜레스테롤 때문에 오래 산다(日本人はコレステロールで長生きする)》(다나카 히로유키), 《낮추면 안 돼! 콜레스테롤과 혈압(下げたら,あかん!コレステロールと血圧)》(하마 로쿠로) 등의 책이 있다.

대기업의 사원검진을 해온 스가노 유키노리 의사는 어이가 없다고 한다.

"그냥 두면 건강하고 활기차게 일을 할 수 있는 사원에게 고지혈증이라는 병명을 붙여 화학 약물(콜레스테롤 저하제)을 투여한다. 콜레스테롤 수치가 220mg/dl에서 180mg/dl, 150mg/dl으로 낮아져도 계속 투약해서 기력이 달려 회사 근무와 업무 능률이 떨어진다. 내가 투약을 중지하라고 조언을 했더니 콜레스테롤 수치가 150mg/dl에서 220mg/dl으로 올라가 기운을 회복하였다."

건강검진에서 건강한 사원에게 고지혈증이라는 병명을 붙여 약에 찌든 폐인으로 만든다.

약물 장기투여로 돈을 버는 것이 진짜로 노리는 것

___

스가노 의사는 한탄한다. "고지혈증이라고 낙인이 찍힌 사원은 화학 약물을 의료기관과 의사에게서 받아 복용하고, 약에 찌든다. 의사는 정말 필요한 식사요법과 운동요법은 일절 알려주지 않는다. 심신의학에 따른 지도, 자율신경 릴랙스 요법 등 효과 있는 치료도 전혀 이루어지지 않는다. 대부분의 사원이 화학 약물만 복용한다."

약물 장기투여야말로 그들이 진짜 노리는 것이다. 2008년 도입한 대사증후군 건강검진의 국민 의무화에 숨겨진 목적이 바로 약물 장기투여 계획이다. 콜레스테롤도 혈당 같은 생명 에너지원이다. 콜레스테롤 수치도 생체가 필요한데 약의 독으로 부자연스럽게 낮추면 몸에 힘이 들어가지 않는다. 심지어 튼튼한 젊은이가 콜레스테롤 억제제로 근육이 녹아 휠체어 생활을 하거나 노인이 노환으로 드러눕는 등 심각한 부작용을 호소하는 희생자가 잇달아 발생하고 있다.

 우선 건강검진, 통원, 투약을 거부한다. 야생동물은 병원에 가지 않는다. 약을 먹지 않아서 건강한 것이다. 투약 중인 사람은 조금씩 복용량을 줄여 약에서 벗어나도록 하자.

메바로친(콜레스테롤 억제제)

근육이 녹아서 기형발생, 간장과 췌장도 피해를 본다

베스트셀러 의약품의 두려운 독성

이 약은 일본에서 가장 많이 사용하는 콜레스테롤 억제제다. 당신이 대사증후군 건강검진에서 '콜레스테롤 수치가 높으니 병원에 가세요'라는 지시를 받았다고 하자. 열심히 병원에 다닌다. 그러면 틀림없이 자동으로 메바로친을 처방받는다. 이 약이 콜레스테롤 수치를 낮추는 이유는 '콜레스테롤 합성효소를 특이적 · 경쟁적으로 억제하기 때문이다.' (첨부문서)

메바로친의 억제작용은 인체에 유해작용과 독성작용이 있다. '콜레스테롤 합성의 주요장기인 간장 · 소장에 선택적으로 작용하고,

혈청 콜레스테롤 수치를 신속하고 강력하게 저하시킨다'고 하니 무서운 독성이다. 독성작용이 자연스러운 생명활동을 억누르고 있다. 선택적으로 공격받은 간장 · 소장이 메바로친의 독에 비명을 지르며 거부반응을 일으켜 다양한 부작용이 나타난다.

첨부문서에는 독작용이 가득

 부득이하게 메바로친을 먹는 사람은 우선 첨부문서를 입수하여 꼼꼼히 읽어 보길 바란다. 내용물이 무엇인지도 모르고 의사가 말하는 대로 본래 독인 약을 고분고분하게 계속 먹는 것은 위험하다. 이 베스트셀러 약은 알약이나 과립으로 환자에게 처방한다. 중대한 부작용은 예상 이상으로 많으며 심각하다. 이것은 치명적인 부작용이라는 의미다.

 중독되면 사망하는 예도 있다. 연간 1만 명이 콜레스테롤 억제제의 부작용으로 사망하고 있다. 부작용 증상이 심각해져 죽음에 이른다.

- 횡문근융해증 : 약의 독작용으로 무리하게 콜레스테롤 수치를 낮추면 몸이 필요한 콜레스테롤을 확보하기 위해 스스로 근육을 녹이는 현상이다.
- 근육통 : 근육이 녹는다. 근육통도 당연히 발생한다. 소염진통제를 사용하면 한없는 약물 장기투여 지옥이 시작된다.

● 무력감 : 근육이 녹아서 나른함, 권태감, 만성피로 등이 발생한다. 이러한 사람은 콜레스테롤 억제제를 제일 먼저 의심해야 한다.

● 급성신부전 : 횡문근융해증을 수반하여 중증인 신장 장애가 발병할 수 있다. 녹은 근육성분이 단백질이 되어 신장에 집중되기 때문이다. 중독신부전을 일으켜 갑자기 사망하기도 한다.

● 간장 장애 : 메바로친의 독성 성분을 간장이 전부 분해 처리하지 못해서 발병한다.

● 황달 : 간 기능의 저하로 담즙색소가 전신에 돌아 피부가 노랗게 된다.

● 혈소판 감소 : 혈소판은 혈액응고와 관련 있는 혈액성분이다. 감소하면 장기내출혈을 일으켜 다장기부전으로 사망하기도 한다.

● 자반 · 피하출혈 : 혈소판 감소로 일어난다. 혈액이 잘 굳지 않아 피하출혈이 쉽게 일어난다.

● 근증(근장애) : 근육에 병이 생기는 증상이다. 횡문근융해증처럼 모든 근육이 녹는다.

● 말초신경장애 : 발병 보고가 있다.

● 과민증 : 피부에 발진 등 알레르기 증상이 나타난다.

● 루프스 증후군 : 신장장애

● 혈관염 : 과립구가 혈관내피세포를 공격해서 발병한다. 전신 발열을 일으킨다. 동맥 암도 일어난다.

첨부문서, 의사도 안 읽는다

———

목숨과 관련된 중대한 부작용이다. 첨부문서에는 '이러한 증상이 나타나면 투약을 중지하거나 적절한 조치를 하세요'라고 적혀 있다. 그러나 현실에서는 환자가 무력감이나 권태감, 나른함, 피로 등을 호소해도 콜레스테롤 억제제 투여를 강행하고 있다.

최대 원인은 일본의 의사들이 첨부문서를 읽는 습관이 없다는 놀라운 현실 때문이다. 바빠서 읽을 시간이 없다는 것이 읽지 않는 이유다. 의약품의 '위기회피 설명서'인 첨부문서를 담당의사가 보지도 않는다. 중대한 부작용이 나타나면 투약중지, 적절한 조치 등을 하라고 지시해도 의사는 전혀 알지 못한다는 믿기 어려운 의료현장의 현실이다.

 평소 식사의 60퍼센트 정도만 먹고 채식을 기본으로 한다. 도저히 무리라는 사람은 주에 한 번 정도 쁘띠 단식을 권한다. 몸에 밴 육식 입맛을 채식으로 바꾸기만 해도 상태는 놀랄 만큼 좋아진다.

디베토스(혈당강하제)

산혈증으로 갑자기 사망, 저혈당으로 몹시 흥분한다

고혈당은 과식과 지나친 고민이 원인

혈당강하제를 의사로부터 처방받은 당신에게는 무서운 말로가 기다리고 있다. 메스꺼움, 구토, 이상한 행동, 혈전으로 말미암은 실명, 손발이 썩는 괴저, 그리고 마지막에는 암이 기다리고 있다. 이것은 협박이 아니라, 혈당강하제를 제조한 제약회사가 '주의사항'으로 의사와 약사에게 경고하는 내용이다. 이 약의 부작용은 30가지 이상이다. 당뇨병의 치료약으로 개발한 약에는 ① 혈당강하제, ② 혈당흡수억제제, ③ 인슐린 저항개선제, ④ 인슐린 주사 등이 있다.

그런데 당뇨병의 원인은 지극히 간단하다. 과식과 스트레스다. 포식하면 혈당치가 당연히 올라간다. 그럼 왜 스트레스로 혈당치가 올라가는 걸까? 사람의 몸은 스트레스를 외부로부터의 공격이라고 인식한다. 그래서 몸은 반격 준비를 한다. 공격 시 근육에 에너지가 필요하므로 아드레날린을 분비하여 혈당치를 높인다. 스트레스도 당뇨병의 중요한 원인이 된다.

야생동물은 필요 이상으로 먹지 않는다. 고민하지 않는다. 자연(신)의 의지(본능)로 살아가고 있다. 야생동물에게 당뇨병은 존재하지 않는다. 과식, 지나친 고민으로 발병한 병을 약으로 고치기 어렵다. 이런 어리석은 행동을 검증해보자.

산혈증과 저혈당증의 이중 경고

———

당뇨병 치료에 가장 대중적인 의약품 중 하나인 디베토스(혈당강하제)를 점검해보자. 인터넷이 보급되면서 의약품의 정보입수는 한결 수월해졌다. 제약회사는 의약품에 관한 '부작용 정보'의 공개가 의무화되어 있다. (예전에는 극비취급이었다) 당연히 환자인 우리도 접근할 수 있다. 약품명, 회사명, 첨부문서라고 입력하면 바로 입수할 수 있다. 혈당강하제도 독작용으로 혈당치를 낮춘다. 독은 전신을 감싸고 전신의 기관조직이 독 때문에 비명을 지른다. 그것이 부작용이다. 우선 첨부문서에서 사용상 주의사항을 보자.

■사용상 주의사항 : 경고 한다.

목숨과 관련 있는 중대한 부작용이 있다는 것을 의미한다. 디베토스는 젖산 아시도시스(산혈증) 혹은 저혈당증을 일으킬 수도 있다고 처음부터 경고한다. 아시도시스가 발병하면 혈액이 산성화돼 갑자기 사망하기도 한다. 구체적으로는 메스꺼움(기분이 나쁘다), 구토, 복통, 설사, 권태감, 근육통, 과호흡 등의 증상이 있다.

이러한 증상은 아시도시스 발병의 조짐으로 증상이 나타나면 바로 디베토스 투여를 중지하고 적절한 의료조치를 취하지 않으면 위험할 수도 있다. 그러나 이를 아는 의사나 간호사는 얼마나 있을까? 그들은 첨부문서를 제대로 읽지 않는다.

저혈당증 때문에 생긴 폭력성으로 자살까지
—

저혈당증이란 혈당치가 극단적으로 내려간 상태를 말한다. 증상은 불안감, 허기, 두근거림, 안색 창백, 빠른 맥, 땀, 떨림, 두통, 시력 감퇴, 복시(複視, 사물이 이중으로 보인다), 경련, 혼수다. 그리고 이상한 행동(충동적인 폭력)을 한다. 미국 교도소 수감자의 약 80퍼센트는 저혈당증이었다는 보고도 있다. 저혈당증이 있으면 갑자기 화가 치밀고 몹시 흥분한다. 혈당강하제를 투여하면 최종적으로 환자가 몹시 흥분한다. 이 메커니즘은 다음과 같다.

혈당강하제 ⇨ 혈당치 억제 ⇨ 저혈당증 ⇨ 아드레날린 분비(혈당치를 올리기 위해) ⇨ 분노·불안 충동 ⇨ 이상 행동

아드레날린은 '공격의 호르몬'이라는 별명을 갖고 있다. 적을 공격하기 위한 혈당치, 혈압, 맥박을 올리는 작용이 있어 충격적인 폭력이나 자살 등과 직접 연결된다. 혈당을 낮추는 약 때문에 폭력을 행사하거나 자살로 치닫는 경우도 있다.

혈행 장애에서 발암으로

———

디베토스의 부작용은 그 밖에도 또 있다. 식욕부진, 변비, 빈혈, 백혈구 감소(혈구생성을 억제한다), 혈소판 감소, 발진 그리고 당뇨병! 당뇨병 약 때문에 당뇨병이 심해진다. 이거야말로 우습다. 게다가 "혈당강하제가 뇌경색이나 심근경색을 일으킨다"고 경고하는 전문가도 있다. 혈당치를 약으로 무리하게 낮추면 끈적끈적해진 당분이 혈관을 막아버리기 때문이다. 게다가 말초혈관이 막히면 조직은 썩기 시작한다. 이것이 바로 괴저 현상이다. 혈행이 나쁜 조직이나 장기에서 암이 발생한다. 그러므로 혈당강하제 최악의 부작용은 발암성이라는 결론이 된다.

이렇게 고친다! 자신이 야생동물과 일체화된 모습을 상상해보라. 예를 들면 하늘을 유연히 나는 새. 그들은 대자연에 몸을 맡기고 사심이 없으며 망설임도 없다. 식사도 최소한으로 먹는다. 당신의 명상은 우주와 일체가 되어 간다. 그런 명상시간을 갖자.

13장

아토피약 때문에
심해진다

아토피 치료에서 이상한 점은

의사가 식사지도와 생활지도를 하지 않는다는 것이다.

아토피의 가장 큰 원인은 설탕, 고기, 기름, 우유, 과식 등의 편식이다.

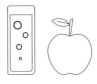

사이클로스포린(아토피약)

신장약, 혈압강하제, 약물 장기투여 지옥으로

장기이식에도 사용하는 면역억제제

이 약은 소위 면역억제제로 인체가 갖추고 있는 면역력을 방해한다. 칼시뉴린 억제제라는 어려운 통칭도 있다. 인체의 면역반응에 관련된 T림프구에 작용하여 이상 반응을 억제한다. 가려움의 원인인 히스타민 분비를 억제하는 구조다.

지금까지 장기이식 후에 일어나는 거부반응을 억제하는 면역억제제로 많이 사용했다. 2008년 10월에 처음으로 아토피 치료용으로 승인받았다. 아토피성 피부염에 사용할 때는 '이전의 치료에서 충분한 효과를 얻지 못해 강한 염증을 수반한 발진이 체표면적의 30퍼센트 이상'인 난치성 중증에만 적용해야 한다. 그만큼 부작용도 강하다. 아이의 아토피성 피부염 치료는 21세기에 들어선 지금 보합상태이다. 이에 반해 성인 아토피 환자는 1990년 이전의 2배 이상으로 증가했다. 이것은 20세기에 아이였던 환자가 성인이 되었기 때문일 것이다. 가려움도 심해 잘 낫지 않는다.

스테로이드제 대역의 즉효성

———

이전의 난치성 중증을 앓는 성인 환자에게는 스테로이드 연고가 표준 치료였다. 스테로이드제의 다양한 부작용이 보고되고 있다. 치료 효과가 없어 심한 가려움에 괴로워하는 환자에게 의사는 외용약보다 훨씬 부작용이 강한 먹는 스테로이드 약을 처방한다. 환자는 더 심한 스테로이드의 부작용에 시달리게 된다.

이 약의 대타로 승인된 것이 사이클로스포린 MEPC다. 이 약의 특징은 즉효성이다.

"R씨(34세)는 스테로이드 외용약으로도 아토피성 피부염을 치료하지 못했고 다른 외용약도 소용없었다. 주치의의 권유로 사용했더니 다음날은 가려움이 가벼워져 약 2주 사이에 습진의 범위가 절반 이하로 줄었다."〈닛칸 겐다이〉 2009. 8. 14

임상 실험에서는 하루에 두 번 먹으면 2주 후에는 ① 가려움, ② 습진범위, ③ 자각증상 등을 뚜렷이 개선한다고 적혀 있다. 약을 먹은 후 하루나 이틀 만에 가려움이 사라졌다는 예도 많다.

약물 장기투여의 지옥이 시작된다

—

그것이 사실이라면 굉장한 효과다. 하지만 부작용이 걱정된다. "효과가 강한 약일수록 부작용도 강하다." 이것은 약의 대원칙이기 때문이다. 이 신약을 보고한 〈닛칸 겐다이〉지도 "사이클로스포린에도 부작용의 우려가 있다"고 경고한다.

"신장 기능의 악화나 고혈압, 감염에 사이클로스포린 특유의 부작용을 주의해야 하며 정기적인 검사가 필요하다. 약을 막연하게 사용하면 안 된다. 개발된 지 30년 정도 지났지만, 스테로이드제보다 사용 이력이 적어서 미지의 부작용이 생길 가능성도 대두하고 있다." (쥰텐도대학 의학부 피부과 스토 하지메 준교수 〈닛칸 겐다이〉)

신장 기능 악화란 독성 때문에 신장이 피해를 본다는 것을 의미한다. 이런 부작용이 나타나면 의사는 신장약, 혈압강하제, 항생물질 등을 대증요법에 따라서 투여한다. 환자는 스테로이드제, 사이클로스포린을 복용하고 최악의 경우엔 약물의 장기투여 지옥에 빠지게 된다.

아토피 치료에서 이상한 점은 의사가 식사지도와 생활지도를 하지 않는다는 것이다. 아토피의 가장 큰 원인은 설탕, 고기, 기름, 우유, 과식 등의 편식이다. 추가 원인으로는 유독 화학물질로 인한 새집증후군과 반복되는 정신적 스트레스에 의한 교감신경의 긴장 등이 있다.

'아토피가 나으면 곤란하다'는 것이 의사의 진심이 아닐까?

① 음식을 현미채식 등 채식으로 바꾼다.

② 평소 양의 60퍼센트 정도만 먹는다.

③ 웃음의 건강법을 실천한다. (웃는 아토피 환자는 90퍼센트가 낫고, 웃지 않는 환자는 10퍼센트밖에 낫지 않는다.)

④ 가려움의 대책은 온천 · 입욕요법이 제일이다.

⑤ 산화환원전위가 낮은(계층 유형이 작다) 활성수로 피부를 적신다. 가려움은 신경이 공기에 접촉해서 일어나므로 수분으로 차단한다.

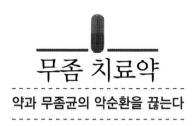

무좀 치료약

약과 무좀균의 악순환을 끊는다

곰팡이 백선균에 의한 피부감염증

이 약은 무좀과 백선의 시판 치료약이다. TV 광고에서 '완고한 무좀에 ××!'라며 다양한 무좀약이 등장하고 있다. 그만큼 무좀이 있는 일본인이 많다는 걸까? 그런 무좀약 중 하나다. 겉 상자에는 항생물질과 항진균제 배합이라고 적혀 있다. (표22)

무좀이라는 것은 속칭이고 정식 명칭은 한포상백선이다. 아무도 외우지 못해서 무좀이 통칭이 되었다. 백선균이라는 곰팡이에 감염되어 생기는 발밑 부분의 피부병이다. 이 균은 발가락 밑이나 사이, 발바닥의 장심 등에 나타난다.

수포, 짓무름, 표피 박리 같은 증상이 나타난다.

〈효능〉무좀, 완선, 체부백선
〈성분·분량〉 1g중
항생물질 피롤 니트린·················2mg
항진균제 클로트리마졸················4mg
진양제 크로타미톤·················50mg
첨가물 : 옥틸도데카놀, 스테아린산 글리세린, 스테아린산 매크로골,
      1,3-브틸렌글리콜, 카르복시비닐폴리머, pH조정제

무좀 치료약의 배합 예

두부백선, 완선

백선균은 인간의 모든 부분에 기생한다. 머리에 기생하면 두부백선, 허벅지에 생기면 완선이다. 가슴과 등에 생기면 체부백선이라 부른다.

그럼 왜 인간의 피부가 곰팡이에 감염되는 것일까? 면역력이 떨어졌기 때문이다. 환자의 말로는 전형적이다. 맹독 항암제나 강력한 방사선치료는 암세포를 죽일 수 없지만, 조혈기능을 파괴하여 면역세포를 섬멸한다. 면역세포는 체내를 돌다가 암세포나 곰팡이 등을 발견하는 대로 죽여 왔다.

그러나 면역세포가 엉망인 암 치료 때문에 파괴되어서 암세포뿐만 아니라, 곰팡이가 몸 안에서 크게 번식한다. 이렇게 암 환자는 곰팡이투성이가 되어 죽어 간다.

면역력 저하가 가장 큰 원인

———

무좀으로 고민하는 사람은 우선 백선균을 널리 퍼뜨린 자신의 면역력 저하에 대해 알아야 한다. 면역력 저하는 평소의 식생활, 스트레스, 생활습관 등에 따라 결정된다. 그러나 무좀으로 고민하는 사람 중에 생활습관을 고치려는 사람은 전혀 없다. 그들은 거의 예외 없이 시판 무좀약을 사서 스스로 고치려 한다. 첨부문서에 실린 뛰어난 특징을 읽으면 "이걸로 낫겠다!"고 확신하는 것도 당연하다.

① 항백선균 작용 : 항생물질 피롤니트린(2mg)과 항진균제 클로트리마졸(4mg)의 협력 작용으로 백선균을 없애 염증 등의 증상을 개선한다. (1g 기준)
② 진양 효과 : 진양제의 크로타미톤이 불쾌한 가려움을 제거한다.
③ 끈적거리지 않는다 : 바르는 느낌이 좋은 크림 약이다.

그러나 사용금지의 주의 사항을 보면 불안해진다. 금지부위는 눈 주위, 안면, 점막(콧구멍, 질 등), 음낭, 외음부 등이다. 더욱이 습진인지 무좀인지 확실하지 않은 사람도 사용하면 안 된다.

항생물질 감퇴, 내성균 출현

———

그리고 다른 외용약과 마찬가지로 발진 · 발적, 가려움, 피부병, 부기가 있으면 사용을 중지하고 의사와 의논해야 한다. 자극, 뜨거운 느낌, 통증이 있을 때도 마찬가지다. 첨부문서에 기재되어 있는 부작용은 이것뿐이다. 주성분인 항생물질의 부작용은 없는 걸까? 항생물질은 미생물 외의 생활 세포의 기능을 저지 또는 억제하는 항균성을 가지는 물질이다. 전쟁 후, 항생물질이 전염병 억제에 크게 활약한 시기도 있었다. 그러나 부작용도 있었다. 내성균이 생기거나 알레르기가 생기는 등 부작용의 문제도 있기 때문에 사용에 충분한 주의가 필요하다.《브리태니커 백과사전》

클로트리마졸은 합성 진균제로 주류가 되었다. 게다가 가려움을 멈추게 하는 약 성분으로 항알레르기 외용제 크로타미톤이 50mg 배합(1g 기준)되어 있다. 약의 부작용 증상에는 피부 발진, 발적 등이 있다. 아직 그리 심한 부작용 보고는 없다. 그러므로 애용자는 '오랫동안' 즐겨 사용하고 있다.

내성이 생겨 발라도 낫지 않는다

——

문제는 여기에 있다. 미생물은 항생물질의 공격을 받으면 처음에는 철저하게 섬멸된다. 그러나 금세 스스로 유전자를 바꿔 항생물질에 내성을 획득한다. 이것이 소위 항생물질 내성균이다. 무좀 치료약에 배합된 항생물질도 예외는 아니다. 무좀 치료약을 일반적으로 사용하는 당신의 발가락 사이의 무좀균은 이미 배합 항생물질 피롤니트린에 내성을 획득하고 있다! 바르면 바를수록 그들은 저항력을 높여 강한 슈퍼 무좀균으로 변신한다. 사용자 자신도 약을 일상적으로 사용하면 내성, 의존성이 높아진다. 그러므로 처음에는 아주 잘 듣는 무좀약도 오래 사용하면 효과가 약해질 것이다.

결론을 말하자면, 무좀 치료약을 아무리 부지런히 발라도 아니 계속 바르면 바를수록 무좀 완치에서 멀어질 것이다. 이것은 오랫동안 사용한 사람이라면 실감할 것이다. 다른 무좀약도 원리는 같으므로 똑같은 결과가 나올 것이다. 이리하여 공존공영은 계속된다.

이렇게 고친다! 약과 무좀균의 악순환에 종지부를 찍는다. 약에서 벗어난다. 아마 한때 균은 놀랄 만큼 많이 늘어날 것이다. 우선 생활양식을 건강지향으로 바꿔 자연치유력을 높인다. 곰팡이는 건조에 약하다. 땀이 나고 화끈거리는 구두와 양말은 가능한 피한다. 그러면 틀림없이 완치된다.

점안용 안약

8가지 화학물질 때문에 가려움, 충혈, 복시

안약을 넣었더니 눈이 빨개졌다

이런 체험담을 들었다. "오래간만에 안약을 넣었더니, 눈이 새빨개져 놀랐어요." 이것은 암 환자 자치회로 전국적으로 유명한 '이즈미회' 회장인 나카야마 다케시 씨로부터 받은 전화 내용이다. 그는 50대 중반에 스킬스성 위암을 진단받았다. 이 암의 생존 확률은 3만 명에 한 사람이다. 6개월 남았다는 선고를 받고 새롭게 결심하여 현미 채식 등으로 암을 완치했다. 벌써 20년 이상이나 되었다. 당연히 항암제 같은 의약품은 일절 거절하고 화학물질과는 인연이 없는 생활을 계속해왔다. 그리고 우연히 안약을 넣었는데 눈이 새빨개졌다.

"인간의 몸은 솔직해요. 나쁜 것에는 제대로 반응하지요." 나카야마 씨는 해로운 물질을 일절 끊은 생활을 해왔다. 그래서 가끔 해로운 물질이 조금이라도 신체에 들어가며 바로 심하게 반응한다. 나카야마 씨는 말한다. "기껏해야 안약인 줄 알았는데, 여기에도 나쁜 것이 들어 있군요."

효능에 시력회복은 없다
—

인류에게 안약이 필요할까? 매일 안약을 즐겨 사용하는 사람은 무엇을 위해 넣는 것일까? 시험 삼아 산 점안용 안약에는 눈의 피로와 충혈에 좋다는 효능만 적혀 있다. 그러나 나카야마 씨는 넣은 순간, 눈이 새빨갛게 충혈되었다. 물론 그가 넣은 안약이 이 안약인지 아닌지는 모른다. 아마 다른 상표일 것이다. 하지만 눈의 충혈을 고치는 안약 때문에 눈이 새빨개졌다고 하는 체험을 흘려들을 수는 없다. 또 하나의 효능인 눈의 피로 회복도 알기 어렵다. 눈의 피로란 오랫동안 눈을 혹사하여 먼 곳이 희미해져 잘 보이지 않는 것, 노안은 신문을 읽기 어려운 것을 말한다. 선명하게 보이는 것이야말로 시력의 피로회복이다. 그러므로 눈의 피로가 풀렸다는 것은 시력이 회복되었다는 것을 의미한다.

그러나 약의 겉 상자에는 한 방울 한 방울이 기분이 좋다고만 적혀 있다. 상자에 들어 있던 첨부문서의 효능·효과는 다음과 같다. '눈의 피로, 결막 출혈, 눈곱, 눈의 가려움, 눈병 예방(수영 후, 먼지나

땀이 눈에 들어갔을 때), 눈꺼풀 염증(눈꺼풀 짓무름), 자외선 그 외의 광선에 의한 눈의 염증(설맹 등), 하드 콘택트렌즈를 장착하고 있을 때 불쾌감 등이 좋아진다.'

어디에도 시력회복이라는 내용은 없다, 실망이다.

가려움을 고치는 약 때문에 오히려 가렵다!

——

첨부문서에는 '8가지 유효성분을 균형 있게 조합한 멀티초점 처방'을 주장하고 있다. '8가지 유효성분이 일상에서 자주 일어나는 눈의 다양한 증상을 완화한다.' 8가지 약 성분을 확인할 수 있다. 용법은 '1회 2~3방울, 1일 5~6회 눈에 넣어 주세요'라고 적혀 있다. 생각해 보면 부지런히 눈에 넣는 사람을 본 적이 있다. 걱정스러운 것은 주의서다. 지나치게 사용하면 이상한 눈부심을 느끼거나, 오히려 충혈 될 수 있으므로 용법·용량의 엄수를 주의하고 있다. 그러나 나카야마 씨는 한두 방울로 눈이 새빨개졌다.

눈의 표면은 각막이고 눈꺼풀의 뒤는 점막이다. 모두 화학물질을 흡수하기 쉽다. 예를 들면 성분의 하나인 말레인산클로르페니라민은 '항히스타민제로 눈의 가려움을 없앤다'고 적혀 있다. 이 성분의 정체는 '알레르기 증상을 일으키는 화학전달물질 히스타민의 작용을 억제하고, 가려움, 염증을 완화하는 약이다.'《약의 입문서》부작용으로 과민증상(발진)이나 가려움 등의 알레르기 증상을 일으킨다. 가려움을 치료하는 약 때문에 오히려 가려움이 발생한다! 정말 기가 막힌다.

안약 때문에 사물이 이중으로 보인다

———

항히스타민제의 부작용은 다뇨, 배뇨곤란, 신경과민, 복시 등이 있다. 눈의 가려움을 치유할 목적으로 안약을 사용하는데 이중으로 보인다니! 게다가 두통, 목마름, 졸음, 빈혈, 현기증, 간 기능 장애까지 발생한다. 글리시리진산디칼륨은 염증을 진정시키는 항염제다. 부작용에는 눈꺼풀이 붓고, 빨개지고, 가려움, 과민증, 쇼크 증상, 각막궤양 등의 증상이 있다.《약의 입문서》

8가지 유효성분 중 두 가지만 점검했는데도 이처럼 많은 부작용이 있다. 다른 성분의 부작용도 쉽게 상상할 수 있을 것이다. 멀티 처방이 예상과 어긋난 것 같다. 배합화학 물질은 살아있는 몸에는 이물질이거나 자극 성분이라서 이러한 생체반응(부작용)이 생기는 것이 자연스럽다. 가차 없는 표현이지만, 시판 안약의 정체는 '독의 액기스'였다. 약물중독이 걱정되지만 내성, 의존성 때문에 눈에 넣는 것을 그만둘 수 없다. 이것이 제약회사가 노리는 바가 아닐까?

이렇게 고친다! 우선 안약을 사용하지 않는다. 눈이 피곤하면 쉬는 게 제일 좋다. 가까운 곳을 보는 작업을 하고 있다면 먼 곳을 바라본다. 세로로 가로로 비스듬하게 눈알을 움직인다. '눈알 체조'는 눈의 피로회복, 시력향상에 대단히 효과가 있다. 블루베리, 목약(目藥)나무 등도 효과가 있다.

14장

변비약 때문에
만성변비

"변비치료의 기본인 소화가 잘 되는 섬유질이 많은 식사,

충분한 운동, 규칙적인 배변습관을 실행해주세요."

변비약의 설명서에도 일러스트로 설명하며 이 같은 지도를 하고 있다.

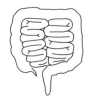

변비약

설사약에 의지하지 마라, 현미에 의지해라

변비약을 한 병 먹고 죽은 여성

TV 프로그램 〈사실은 무서운 가정의학〉에서 끔찍한 비극을 보았다. 젊은 여성 F씨는 변비에 시달리고 있었다. 가벼운 마음으로 TV 광고를 보고 변비약을 샀다. 처음에는 세 정을 먹으니 순조롭게 좋아졌다. 그러나 점점 약을 먹어도 소용이 없었다. 그만큼 약의 수도 늘어갔다. 결국, 그녀는 약을 먹지 않으면 변을 보지 못하는 체질이 되고 말았다!

약의 양은 점점 늘어간다. 견디기 어려운 끈질긴 변비의 고통으로부터 해방되기 위해 F씨는 마침내 화장실에서 한 병 분량의 약을 전부 입에 털어 넣었다. 부작용 때문에 F씨는 사망하고 말았다.

안일하게 약에 의존하는 현대인에게 무서운 경고를 주고 있다. 약의 공포는 몇 번이나 말하지만, 약의 내성과 중독성이다. 우선 어떤 약이라도 계속 사용하면 신체에 내성이 생겨 약이 듣지 않게 되어 사용량이 차츰 늘어난다. 한편 약을 끊으면 고통스러운 금단증상이 나타난다. 그래서 끊을 수도 없다. 이것이 약물중독이다. 시판약이나 처방약은 정도의 차이는 있지만, 마약이나 각성제와 조금도 다를 바 없다. 변비약 때문에 젊은 생명을 화장실에서 잃은 F씨도 약에 대한 내성이 생겨 보통 사용량으로는 듣지 않게 되어 양을 계속 늘리다가 결국 사망한 것이다.

고작 변비약이지만 죽을 수도 있다. 그러나 TV의 변비약 광고는 그런 무서움은 내색하지 않는다. 화면에서 귀여운 여성 탤런트가 방긋 웃는 얼굴로 손을 흔든다. 젊은 여성들이 부담 없이 손에 넣는다. 무서운 현실이다.

복통, 메스꺼움, 구토, 설사, 쇼크

———

TV 광고로 친숙한 변비약을 시험 삼아 사 보았다. 알약은 5겹으로 코팅되어 있고 위에서 녹지 않고 장까지 바로 도착한다. 만성변비에도 효과를 나타내고 잔변감이 없는 상쾌한 효능이 있다고 선전한다. 효능서에는 만성변비와 상습변비는 어른의 경우 하루 한 번 2정을 자기 전에 먹으면 다음날 아침(6~11시간 후)에 효과가 나타난다고 한다. 주의할 점은 공복 시에 먹는 것이다. 우유나 제산제가 들어간 위약을 먹었을 때는 한 시간 후에 먹는 것이 좋다. 왜냐하면 유효성분이 위에서 녹아 버려 복통의 원인이 되기 때문이다. 주성분으로는 2정 기준 비사코질이 10mg이다. 이것도 독성물질이다. 독성으로 대장의 장 점막에 작용하여 대변을 몸 밖으로 배출하도록 자극한다. 소화관 검사나 수술 전후의 내용물 제거에도 사용하는 약이다.

독물로 장 점막을 자극하면 부작용이 없을까? 장 연동을 일으켜 배변을 촉진하는 것이 주작용인데 그에 따른 부작용이 많이 발생한다. 직장 자극, 직장염, 하복통, 잔변감 외에 심한 복통, 메스꺼움, 구토, 설사, 순간 저혈압, 쇼크 증상, 손발의 찬 느낌, 치아노제(산소결핍으로 입술이 자색으로), 얼굴 창백 등의 증상을 일으키기도 한다. 고작 변비약인데 이 정도로 많은 위험을 안고 있다. 설명서에는 부작용 증상이 나타나면 먹는 것을 중지하고 의사나 약사에게 상담하라고 적혀 있다.

양을 늘리지 않으면 효과가 나타나지 않는다

———

의약품 해설서를 읽다가 무서운 표현을 봤다. "설사약에 의존하여 변을 계속 보면 자연스러운 장운동을 하지 못해 약의 양을 더 증가시키지 않으면 효과가 나타나지 않습니다."《약의 입문서》

앞서 설명한 희생자 F씨의 비극과 같다.《약의 입문서》는 다음처럼 지도한다. "변비치료의 기본인 소화가 잘 되는 섬유질이 많은 식사, 충분한 운동, 규칙적인 배변습관을 실행해주세요." 변비약의 설명서에도 일러스트로 설명하며 이 같은 지도를 하고 있다. 게다가 '먹은 후, 변통이 개선의 기미가 보이면 약을 먹는 간격을 조금씩 늘려 정상적인 배변습관을 되찾읍시다.' 언뜻 보면 친절한 설명서처럼 보인다.

그러나 이것은 '이용은 계획적으로', '지나친 빚에 주의합시다' 같은 대출 광고에서나 볼 수 있는 주의다. 돈을 적당히 빌리는 것보다 아예 빌리지 않는 것이 중요하다. 그것이 대출 피해를 막을 최고의 선택이다. 이 점을 고려해서 만성 변비라도 약에 의존하지 않고 채소, 운동, 생활리듬을 철저히 조절하면 다양한 부작용과 복용량이 늘어나는 약의 공포에서 벗어난 생활을 할 수 있다. '한 번은 괜찮겠지' 라는 아주 가벼운 마음으로부터 약물중독은 시작된다. 어떤 약이라도 한 번 손대면 그만둘 수 없다. 약물에 대한 내성과 의존을 두려워하자.

이렇게 고친다! 만성 변비인 사람은 식생활에 큰 문제가 있다. 결정적으로 섬유 부족이 문제다. 그리고 단것과 고기에 사족을 못 쓴다. 만성 변비에 가장 좋은 약은 현미식이다. 한입에 최소한 30번씩만 씹어 먹는 것만으로도 확실히 낫는다.

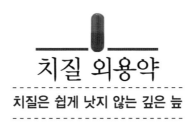

치질 외용약

치질은 쉽게 낫지 않는 깊은 늪

4가지 성분이 통증, 가려움에 효과가 있다?

TV에서 자주 나오는 친숙한 광고를 보면서 "젊은 아가씨한테도 치질이 있다니!" 하고 깜짝 놀란다. 거리를 걷다 보면 대장항문과라는 의원 간판도 쉽게 눈에 띈다. 그만큼 치질이 있는 사람도 잠재적으로 많을 것이다. 공공연하게 입에 담는 것이 꺼려지는 질환인 만큼 실태도 알기 어렵다.

약국에서 치질 외용약을 시험 삼아 사 보았다. 수치질, 항문 열상의 통증, 가려움 등에 뛰어난 효과를 발휘한다고 한다. 치질로 고민하는 사람에게는 손에서 뗄 수 없는 약일 것이다. 배합된 4가지 성분이 이런 단계를 거쳐 통증과 가려움을 진정시킨다고 한다.

① 리도카인(진통 · 진양 작용)⇨② 글리시레틴산(항염증 작용)⇨
③ 알란토인(조직복원 작용)⇨④ 비타민E 초산 에스테르(혈액순환개
선 작용)⇨치질의 통증과 가려움 개선

부분마취와 항염증제 때문에 심해진다
———

주의할 점으로는 피부에 발진 · 발적 · 가려움 · 부기, 환부에 자극
을 느끼면 사용을 중지하고 의사 또는 약사에게 상담하라고 적혀 있
다. 첨부문서에서 주의하는 부작용은 단 이것뿐이다. 정말로 부작용
이 이 정도로 끝나면 좋겠지만 그렇지 않다.

① 리도카인(진통, 진양) : 조사해보니 놀라울 정도로 강력한 국소마
취약으로 각 과에서 광범위하게 사용하고 있다. 마취작용은 프로카
인의 2~4배로 강력하고, 독성의 강도는 비슷하다. 즉효성 때문에 수
술 중이나 긴급할 시 이용하고 있다.

수술에 사용하는 강력한 마취약을 바르면 통증이 당연히 사라져
야 한다. 첨부문서에도 국소마취약이라고 분명히 기록해야 한다. 이
런 사항을 기재하지 않는 이유는 무엇일까?

표23 ■ 잘 낫지 않는 치질의 원인은 바로 치질약이었다!

성분 1g 기준

리도카인·····························30mg
글리시레틴산·······················15mg
알란토인·····························10mg
비타민트 초산 에스테르···············25mg
(토코페롤 초산 에스테르)
첨가물 : 백색 와셀린, 중쇄지방산 트리글리세리드,
　　　　 모노스테아린산 글리세린

② 글리시레틴산(항염증 작용) : 아보 교수가 '절대 사용하면 안 된다'고 호되게 비판하는 비스테로이드 항염증약이다. 교감신경을 긴장시켜 혈관을 수축시키고 혈류를 억제한다. 아보 교수는 "소염진통제는 혈류를 막아 조직 파괴를 촉진한다"고 경고한다.

항문주변의 '조직파괴'란 치질을 말한다. 대수롭지 않게 치질 외용약을 일상적으로 사용하면서 치질의 악화를 촉진한다. 바르면 잠깐 강력 마취제와 항염증약의 효과로 치질의 통증과 가려움은 사라진다. 그러나 그것은 항문 주변의 혈류를 억제하고 조직파괴를 진행시킨다.

치질 외용약을 사용하고 있는 한, 치질은 낫지 않고 오히려 만성화되어 심해진다.

병을 만들고, 오히려 악화시킨다.

치질 외용약 애용자는 이 깊이를 알 수 없는 늪 같은 함정을 깨달아야 한다. 치질의 최대원인은 치질약이었다! 이것은 '암의 원인이 항암제'라는 충격과 같다. 현대의료는 병을 만들고, 고치지 않고 오히려 악화시킨다. 결국, 그들만 돈을 번다. 일본만 해도 수십 조 엔이라는 막대한 이익이 의학 관계자 주머니로 굴러 들어간다. 악마적인 메커니즘을 모든 사람이 빨리 깨달아야 한다.

우선 치질약을 끊는다. 금단증상을 참고 벗어난다. 건강하다면 자연치유력으로 치질의 증상도 바로 완치된다. 건강하지 못한 이유는 과식, 육식, 설탕, 스트레스에 의한 산성체질(아시도시스) 때문이다. 채식, 표준량의 60퍼센트 정도만 먹고 복식호흡, 명상, 요가, 운동, 목욕, 웃음 등으로 체질과 혈행을 좋게 하면 치질은 순식간에 낫는다.

배뇨 개선약

갓난아기가 위험하다, 임산부는 먹지 마라

'화장실에 자주 가는 것은 병'이라고 협박

"화장실에 자주 가는 것은 병입니다." 이 광고에는 완전히 질려 버렸다. 소변을 자주 보러 가는 것까지 병 취급당하면 참을 수 없다. 효능서에는 여성용으로 빈뇨와 잔뇨감 개선약이라고 적혀 있다. 게다가 '화장실 가는 횟수를 줄일 수 있어요'라고 하니 마치 만화 같은 약이다. 수분 섭취를 억제하면 누구라도 소변 횟수를 줄일 수 있는데, 그 정도로는 약을 먹지 말라고 충고하고 싶다. 그러나 양처럼 순하고 약 신앙으로 마인드 컨트롤 되어 있는 일본인은 순순히 약국으로 향할 것이다. 배뇨까지 약으로 조절한다. 어떤 약인지 사 보았다.

이것도 약국에서 "잠깐 기다리세요!" 하더니 약사가 나타났다. '위험한 약이다'라고 직감했다. 다만 부작용을 설명하는 것이 아니라, 잠자코 설명서를 건네줄 뿐이다.

방광근을 이완시키는 독작용의 공포
—

첨부문서에 따르면 '소변 직후 바로 다시 화장실에 가고 싶어진다'와 '항상 걱정된다'는 현상은 '소변을 모으는 방광의 감각이 과민해져 일어난다. 이 약은 방광기능을 조절하고 과민한 상태를 정상적인 상태로 개선한다'고 적혀 있다. 소변을 보고 싶은 것이 정상인데 그것을 마비시켜 개선한다니 무서운 말을 한다. 약은 독이라는 원칙을 유념하길 바란다. 배뇨 개선약에 배합된 '독'은 염산플라복세이트(600mg/3정 기준)다. 플라복세이트제제 의약품은 15종류 정도 판매되고 있다.

이 약의 작용에는 두 가지가 있다. 첫 번째는 방광의 근육을 이완시켜 용량을 크게 만든다. 두 번째는 방광이 가득 찼을 때 일어나는 근육의 경련을 억제하고 방광에 쌓이는 소변량을 늘리거나 소변을 늦추는 작용으로 배뇨 횟수를 줄여 주는 약이라고 적혀 있다. 정말로 터무니없는 약이 다 있다. 방광의 근육을 이완시키는 것을 봐서는 일종의 근육이완제가 틀림없다. 확실한 독물이며 동물실험에서 태아 독성을 인정한다는 경고도 있다.

그러므로 임산부가 먹으면 기형이나 사산, 유산 등을 일으킬 우려가 있다. 이런 무서운 독물을 고작 소변의 횟수를 줄이기 위해서 먹는다면 그 대가가 너무 크고 두렵다.

충격으로 사망하든지 장기에 복합적인 이상이 발생
———

첨부문서에서 경고하는 부작용은 다음과 같다. 아래의 중독 증상이 일어나는 경우가 있다. 이 경우에는 즉시 의사의 진료를 받을 것이라고 '주의서'에서 경고한다.

- 충격 : 약을 먹은 후 바로 두드러기, 부기, 호흡곤란과 함께 안색이 창백해지고 손발이 차가워져, 식은땀, 가슴 답답함 등이 나타난다. 이것은 아나필락시스라고도 하는데 갑자기 사망하기도 한다.
- 간 기능장애 : 전신이 나른하고 황달 등이 나타난다. 독을 먹었으므로 간장에 부담이 가서 비명을 지르는 것은 당연하다.
- 피부장애 : 발진 · 발적, 가려움
- 소화기 이상 : 위 불쾌감, 식욕부진, 메스꺼움 · 구토, 위통, 복통, 가슴 쓰라림
- 신경장애 : 두통, 현기증, 머리 부분이 휘청 휘청하는 느낌, 저린 느낌, 불면, 달아오름
- 하복부 팽만감 : 방광이 부품
- 배뇨곤란 · 요폐 : 블랙 유머! 방광기능을 정상상태로 개선해야 하는데, 이런 웃지 못할 부작용이 있다.

- 시력 이상 : 피곤한 눈, 이상한 눈부심
- 그 외 : 흉부 불쾌감, 인두 위화감, 쉰 목소리

온몸에 이런 이상한 증상이 나타나는 건 왜일까? 배뇨 개선약이라는 독이 든 혼합물을 먹었기 때문이다. 독작용 때문에 전신의 장기가 반응하고 비명을 지른다.

배뇨 이상자는 '먹지 마라'는 무슨 말일까?
──

사용상 주의할 점도 무섭다. 사용을 금지해야 하는 사람의 예가 적혀 있다.

① 남성 : 전립선비대증이 심해진다.
② 소아 : 15세 미만은 사용금지
③ 임산부 : 임신 중 복용하는 것은 '안전성이 충분히 확인되지 않았다'고 한다.
④ 배뇨 이상 : 혈뇨, 배뇨통, 방광통, 요실금의 증상이 있는 사람. 대낮에는 빈뇨가 없고, 취침 후에만 빈뇨가 있는 사람. '배뇨를 정상으로 만들어준다'면서 배뇨 이상자는 사용금지라니 영문을 모르겠다.
⑤ 자동차운전 : '차 운전이나 높은 곳에서 하는 작업 등 위험한 일은 피해 주세요.' 현기증, 졸음 때문에 사고 위험성이 있다.

이상의 부작용군과 주의를 살펴보면 배뇨 개선약을 먹는 여성의 심정을 알 수가 없다. 결론은 단 하나다. 그녀들은 첨부문서의 경고를 전혀 읽지 않는다고 생각할 수 있다. 의사조차 첨부문서를 읽지 않는 것이 상식이라고 하니까 '약의 해로움으로 말미암은 지옥'이 그치지 않는 것도 당연하다.

누구라도 긴장하면 소변을 보고 싶다. 그것은 아이도 알고 있다. 병도 아무것도 아니다. 빈뇨가 걱정된다면 수분을 피한다. 이것만으로 낫는다.

비아그라(정력증강제)

알약 가루를 맛보는 것만으로도 질식 직전

직접 처방전을 실험한 의사

이 약은 중장년의 남성 여러분에게는 흥미로운 약일 것이다. 현역의사 중에 비아그라의 위험한 부작용 때문에 죽을 뻔했던 사람이 있다. 위험한 체험의 교훈은 '선뜻 손을 내밀지 말라'는 경고이기도 하다.

신야 히로미 의사는 베스트셀러 《병에 안 걸리고 사는 법》으로 유명하다. 그는 정말로 양심적인 의사다. 왜냐하면, 환자에게 새로운 약을 처방하기 전에 반드시 자신의 몸으로 체험하기 때문이다. 신야 의사는 19세에 인플루엔자에 걸린 것을 마지막으로 "병에 걸린 적이 없어요"라고 할 정도로 매우 건강하다. 몇십 년이나 약을 먹은 적이 거의 없다. 술도 담배도 하지 않는다. 평소에는 농약이나 식품 첨가물이 들어있지 않은 식사를 한다.

그런 깨끗한 신야 의사의 몸에 조금이라도 '약'이 들어가면 "몸은 대단히 민감하게 반응해요"라고 한다. "예를 들면, 화학조미료가 들어간 된장국을 먹으면 맥박이 20 정도 올라가서 얼굴에 피가 치솟는 것을 분명히 알 수 있어요"라고 말한다. 커피를 한 잔만 마셔도 혈압이 10~20은 올라간다. 그의 몸이 놀라울 정도로 깨끗하고 건강체라는 것을 알 수 있다.

깨끗한 '약품 과민' 체질로

"나처럼 적은 분량의 약에도 반응하는 사람을 지금은 '약품 과민증'이라고 하는데, 전혀 그렇지 않다고 생각한다. 인간의 몸이라는 것은 본래 이런 것이다." 술, 담배, 커피 등 기호품을 일반적으로 복용하면 약에 내성이 생겨 자극에 둔감해진다.

신야 의사는 약에 민감하게 반응하는 자신의 몸을 이용해 신약 처방 전에는 반드시 스스로 처방량의 1/4~1/8 정도를 먹고 몸에 어떠한 반응이 일어나는지 '인체실험'을 통해 확인했었다. 성실한 태도에 놀라울 따름이다. 그러나 지금은 인체실험을 하고 있지 않다. "왜냐하면, 어떤 약을 의례적으로 처방하기 전에 자신의 몸으로 시험하다가 죽을 뻔했기 때문입니다. 그 약은 바로 비아그라입니다."

'죽는 건가'라는 호흡곤란과 공포

처음에는 가장 작은 50mg의 알약을 1/4로 나누어 먹어 보려고
했다. 그러나 알약이 매우 딱딱해서 잘 쪼개지지 않아 가루를 갈아
손끝으로 조금 묻혀 핥아 보았다. 약 1/7 정도 맛을 보았다. 변화는
10분 후에 시작되었다. 우선 코가 막히고 다음은 숨이 막히는가 싶
더니 얼굴이 갑자기 붓는 느낌이 들었다고 한다. 숨 막힘은 점점 심
해졌다. "어쩌면 이대로 질식해서 죽는 것은 아닐까?"라는 두려움이
생겼다. "사실 그때는 고통과 강한 불안 속에서 '죽이지 말아줘!'라고
기도할 정도였다"고 한다.

그는 이 결과로 효과가 빨리 나타나는 약일수록 독성도 강하다는
것을 확신했다. 그리고 "효과가 강한 약과 즉효성이 있는 약은 그만
큼 몸에 해롭다는 것을 잊지 말기 바란다"고 주의를 준다.

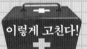

친구가 준 비아그라를 1/2정 먹었을 뿐인데, 효과가 다음 날
아침까지 이어졌다는 체험담을 들었다. 신야 의사처럼 깨끗
한 체질의 사람은 목숨을 잃을 수도 있다. 건강한 사람일수록
위험하다. 다른 강장제도 마찬가지다. 군자는 사려 깊고 몸조심하며 쓸데없이 위
험한 일을 하지 않는다.

15장

약물 장기투여에서
자연요법으로

생각해 보길 바란다.

음식도 몸도 마음도 치료도 무시한 의학을

과연 의학이라고 부를 수 있을까? 절대 그렇지 않다.

그것은 갓난아기라도 알 수 있다.

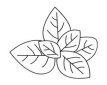

약물 장기투여 지옥

말에게 먹일 만큼 많은 양, 고통은 약의 금단증상

100만 명의 우울증환자가 미끼로

요즘의 약물 장기투여는 이미 정상적인 행위가 아니다. 예를 들면 일본 전국의 100만 명을 넘은 우울증환자의 경우, 그 중 절반은 증상이 재발하여 4명 중 1명은 치료에 2년 이상이나 걸린다고 한다. 환자는 신경정신과 의사로부터 다양한 약을 처방받아 그야말로 약에 찌들고 있다. 어떤 사람은 "잠이 잘 오지 않는다"고 상담만 했는데도 7가지 향정신약을 창구에서 받았다. 이렇게 약물 장기투여 지옥은 시작된다.

우울증환자 주부 A씨는 근처 신경정신과 클리닉에서 항우울제를 처방받았다. 그러나 증상은 개선되지 않았다. 의사는 항우울제의 종류를 늘렸다. 그와 동시에 부작용을 억제하는 약의 종류도 늘었다. 항불안약, 수면약 등 그 총량은 하루에 14정에서 16정으로 많을 때는 19정이나 되었다.

의사에게 "항우울제 때문에 몸 상태가 좋지 않다"고 호소하면 "아, 그래요. 그럼 약을 더 드릴게요"라는 대답이 돌아왔다. 그러는 중 병원 약국에서 A씨는 갑자기 "지갑이 없어!"하며 소란을 피우더니 졸도하고 말았다. A씨가 의사에게 "전혀 기억이 나지 않아요"라고 말하자, "그럼, 약을 하나 더 드릴 테니 드셔 보세요"라는 말을 들었다.

고통은 약물의 '금단증상'
—

환자는 항우울제를 끊으면 잠깐 우울증상이 심해진다. 향정신약의 약물중독에 빠진 것이다. 환자를 괴롭히는 증상은 약물의 '금단증상'이다. 그런데도 의사는 "증상이 좋아지지 않네요"라며, 항우울제의 종류와 양을 더 늘린다. 이것이 전국 신경정신과 의사의 기본진료방침이다. 배경에는 제약회사가 만든 악명 높은 '가이드라인'이 존재하는 것은 말할 것도 없다. 투약 처방이 증상을 악화시키고 양을 더 늘린다. 정말이지 병원과 제약회사에는 좋은 돈벌이 시스템이다. 남성 B씨는 하루 19정이나 되는 약을 먹고 있던 중, 어느 날 갑자기 의식을 잃고 졸도하여 머리를 세게 부딪쳐 크게 다쳤다.

환자가 호소하는 증상이 병의 증상인지, 약의 부작용인지 분간할 수 없어진다. 의사의 일은 그저 약의 투여량을 늘리는 것뿐이다. 신경정신과 의사는 부작용을 설명하지 않고 갑자기 여러 종류의 항우울제를 내민다. 투여량은 점점 늘어간다. 약에 관해 질문하면 불쾌해한다. 약 이외의 대응 방법도 모르고 처방전은 발급하지 않는다. 이렇게 환자를 미끼로 악덕의사와 제약회사는 살찐다. 〈NHK 스페셜·우울병치료 상식이 바뀐다〉 참조

의사가 판매원

젊은이는 마약중독자, 노인은 약물기인성 증후군

대량으로 약을 팔아치우는 '약 판매원'

진료를 하지 않은 채 대량의 '리탈린'을 처방한 의사가 잇달아 적발되고 있다. 종업원에게 거짓 진료기록 카드를 쓰게 하여, 대량의 약을 약물중독환자에게 처방한 혐의다. 의사라기보다 약 판매원에 가깝다. 리탈린은 우울병 치료약이지만, 화학구조는 각성제와 비슷하다. 의학적으로는 이것도 훌륭한 각성제다.

"본래 병을 고쳐야 하는 의사가 환자를 의도적으로 약물중독으로 만드는 믿기 어려운 실태가 밝혀졌다."〈'NHK 특보수도권' 새로운 함정 확대되는 약물중독〉

젊은이 사이에서 약물중독이 갑자기 늘어나는 것도 당연하다. 신경정신과 병원이 약물을 대량으로 넘겨주는 공급원이 되고 있다. 미친 것은 환자가 아니라, 신경정신과 의료 그 자체다. (표24)

유럽에서는 '대화요법'으로 큰 성과

우울병 환자를 극적으로 개선하는 치료법이 재검토되고 있다.

표24 ■ 의사가 판매원이 되어 마약중독자 급증, 노인은 약물 장기투여 지옥

※ 약물남용자에게는 정도에 따라 3가지 유형이 있고, 그것에 따른 조치가 필요하다.

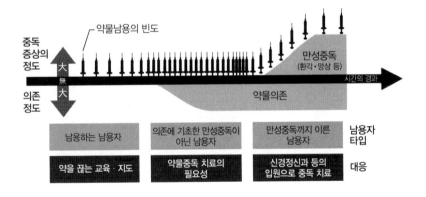

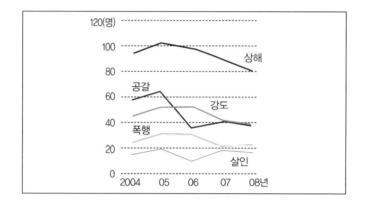

※ 매년, 교도소에 들어가는 수형자의 1/5(여성에서는 1/3)이 각성제
사범으로 재범율도 50퍼센트를 넘고 있다.

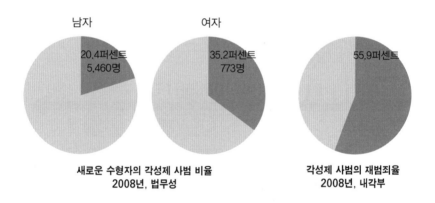

| 새로운 수형자의 각성제 사범 비율 | 각성제 사범의 재범죄율 |
| 2008년, 법무성 | 2008년, 내각부 |

출처 〈도쿄신문〉 2009.10.11

약의 투여를 큰 폭으로 줄이면 된다. 그것만으로 회복할 수 있다
니 웃기는 이야기가 아닐까! 환자는 "우울증이 완전히 사라졌다. 살

아있는 것이 즐겁다"고 미소 짓는다. 장기적으로 재발하는 심각한 우울증의 원인은 다량투여 한 항우울제 약 때문이었다. 예를 들면 영국에서는 약물을 장기투여하는 등 불필요한 치료를 하지 않는다. 약물요법에서 심리요법(psychotherapy, 사이코테라피)으로 전환하고 있다. 상담원과 환자가 '인지 행동요법'이라는 일종의 대화요법으로 치료한다. 환자의 고민과 고통을 철저히 귀기울여 듣는다. 그것이 놀라운 효과를 거두고 있다.

이불 위에 벌레가!

———

여러 가지 약을 함부로 쓰는 것은 신경정신과만의 참상이 아니다. 모든 의료분야에서 이루어지고 있다. 암 치료에서는 약을 함부로 쓸 뿐만 아니라, 환자를 독살하고 있다. 그만큼 죄는 무겁다.

약물 대량 투여의 표적이 되는 것이 노인의료다. 88세의 한 할머니가 "이불 위에 벌레가 우글우글 거려. 잡아줘!"라고 비명을 지르며 가족을 불렀다. 부랴부랴 달려온 가족들은 필사적인 얼굴로 이불을 터는 모습에 얼어붙고 말았다.

가족은 처음에는 치매 증상이 발병했다고 생각했다. 그러나 노인은 무려 하루에 14가지 약을 총 35정이나 먹고 있었다. 많은 양의 약이 마침내 환각증상으로 나타난 것이다. 가족은 설마 약의 부작용이라고는 꿈에도 생각지 못했다. 그러나 이 정도로 약을 먹었는데도 죽지 않은 만큼 아직 살 길은 있다.

늘어나는 '약물기인성 노년증후군'

지금 고령자 의료 현장에서 약물 장기투여때문에 이상 증상이 발생하여 큰 문제가 되고 있다. '약물기인성 노년증후군'이라는 병명까지 붙여져 있다니 두렵다. 이 병은 약 때문에 환각, 휘청거림, 넘어짐, 건망증 등의 치매 같은 증상이 나타난다. 게다가 목마름, 가슴통증, 요실금, 변비, 위 트림 등은 고령자에게 자주 볼 수 있는 증상이라서 지금까지 약이 원인이라고는 생각지 못했다. 단지 나이 탓이라고 넘겨 왔다.

고령자 전문 앙케트 조사에서는 "최근 1년 사이에 부작용을 일으킨 고령자를 진료했는가?"라는 질문에 있다(71.5퍼센트), 없다(28.5퍼센트)라는 결과가 나왔다. 70퍼센트 이상이 '약물기인성 노년증후군'의 환자를 진찰하고 있다고 답변했다.

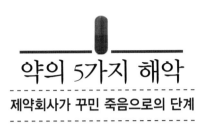

약의 5가지 해악

제약회사가 꾸민 죽음으로의 단계

지금도 세계 곳곳에서 진행 중인 약의 피해

이 책을 여기까지 읽은 사람이라면 약물요법의 5가지 해악에 눈을 떴을 것이다. 약물요법의 5가지 해악은 다음과 같다.

① 급성병을 만성병으로 만든다.
② 만성병을 악화시킨다.
③ 부작용으로 약물을 장기투여한다.
④ 약물내성으로 양이 늘어난다.
⑤ 약물중독으로 폐인이 된다.

그러나 전 세계의 의료현장에서 5가지 무서운 약물요법 과정이 질서정연하게 조용히 이루어지고 있다. 이 과정을 통해 약의 소비량은 폭발적으로 늘어나고 세계의 거대 제약회사는 많은 이익을 본다. 한편 환자는 자동으로 약물 장기투여의 단계를 걸으며 마지막에는 약물중독으로 폐인이 되거나 자살을 하거나 무참한 부작용에 괴로워하다 죽음을 맞이한다. 실로 현대의학은 멘델존 의사가 말하는 '사신의 종교'다. 나는 《항암제로 살해당하다(抗ガン劑で殺される)》에서 현대 암 치료 지옥을 계속 고발하고 있다. 암으로 사망한 환자의 80퍼센트는 항암제, 방사선, 수술이라는 3대 요법의 강한 부작용으로 '학살'되고 있다는 것을 알고 깜짝 놀랐다. 매년 암 사망자 34만 명 중 약 75퍼센트로 추정되는 27만 명의 암 환자가 암 치료현장에서 학살당하고 있다! 실로 의료현장에서 이루어지는 대량학살이다!

암 치료의 희생자는 태평양전쟁의 5배
—

전쟁 후 약 60년 사이에 이렇게 암 치료라는 이름으로 '학살'된 사람의 수를 세다가 말문이 막혀 버렸다. 가볍게 1,500만 명을 넘는 게 아닌가. 태평양전쟁에서 희생된 300만 명의 5배 이상이 전쟁 후 암 전쟁으로 말없이 희생되었다. 이들은 하얀 침대 위에서 맹독의 항암제를 복용하고 해로운 방사선을 쐬거나 위험한 수술을 하다 결국 학살당했다. 특히 백해무익의 맹독 항암제를 병원에서는 예외 없이 투여한다. 암 전쟁의 희생자가 태평양전쟁 전사자의 5배나 되지만 누구 하나 이 놀라운 사실을 생각지도 못했다. 정말 완벽한 정보 통제다. 지구상에 올바른 교육과 보도는 존재하지 않는다. 그저 이 책처럼 작은 정보의 실낱으로만 진실을 전할 뿐이다.

세뇌에 의한 약 신앙, 의사 신앙, 병원 신앙

일본에서는 "약을 먹으면 안 된다"고 말하면 대부분의 사람이 눈을 동그랗게 뜨며 부르짖는다. "뭐라고!? 그럼 병이 안 낫잖아."

사람들은 약이 병을 고친다고 굳게 믿고 있다. 약 신앙, 의사 신앙, 병원 신앙, 일본인의 이들 신앙에 관한 뿌리는 깊다. 인간은 정보의 동물이므로 정보를 믿는다. 그러나 정보는 어떻게든 조작할 수 있다. 사회의 2대 정보원은 교육과 미디어다. 세계규모의 제약회사는 이 두 가지를 교묘하게 지배하고 있기 때문에, 대중에게 진짜 정보는 영원히 전달되지 않는다.

속 시원하게 말하면 세계는 군사 · 석유 · 금융의 3대 거대회사의 보이지 않는 손이 지배하고 있으며, 그들에게 이익이 되지 않는 것은 일절 교육이나 대중 매체에서는 반영하지 않는 구조가 확립되어 있다. 그들은 암묵의 양해 아래 주의 깊게 일을 처리한다. 따라서 항암제의 특성 등을 이야기하는 것은 의학교육과 미디어에게 금기 중의 금기다.

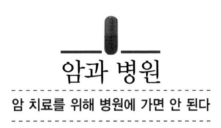

암과 병원

암 치료를 위해 병원에 가면 안 된다

의사가 약 1,000명을 살해하고 있다!

한 의사가 암 환자들 앞에서 이렇게 고백했다. "35년간 내과 의사로서 300여 명의 암 환자를 수술하고 500여 명의 암 환자에게 항암제를 투여해왔습니다. 분명히 말하겠습니다. 이들 중 생존한 사람은 아무도 없습니다."

그의 얼굴에는 고뇌의 빛이 감돌았다. 회장에는 침묵이 흘렀다. 그는 메스도 항암제도 버리고 대체요법에 여생을 바칠 것을 결의했다. 그러나 거기에 이르기까지 희생자수가 너무나 많았다.

그의 고백을 통해 의사 한 사람당 평균 1,000명 정도의 암 환자를

'살해하고 있다'는 것을 알 수 있다. 이렇게 지적하면 암 전문의는 몸을 떨며 분노할 것이다.

항암제, 주사기 하나에 700만 엔
—

그러나 당신들에게 분노할 권리가 있을까? 오카야마대학 의학부에 따르면 사망한 암 환자의 80퍼센트는 암이 아니라 암 치료의 부작용으로 사망했다고 한다. 후생노동성의 항암제 책임자인 사무관이 나와 한 인터뷰에서 "항암제가 암을 고치지 못하는 것은 상식"이라고 태연히 대답했다. 후생노동성 보험국의 의료과장이 "항암제는 아무리 사용해도 듣지 않는다"고 공언한다. 그리고 "병을 치료하지도 못하는 약에 보험적용을 해서는 안 된다"고 내부고발을 한다. 의사 271명에게 '자기 자신에게 항암제를 투여할 것인가?'라고 앙케트를 하자 270명이 단호히 거부했다. 그런데도 그들은 암 환자에게는 태연히 항암제를 투여한다. 치료 효과가 없는 걸 알면서도 말이다. 그 이유는 항암제 10cc 주사기 하나당 이익이 700만 엔이기 때문이다. 거대 제약회사의 큰 웃음소리가 들려온다.

암 환자들의 모임인 '이즈미회'의 경고
—

"암으로 병원에 가는 것은 지옥행 고속열차를 타는 것과 같아요."

나고야 '이즈미회' 회장인 나카야마 다케시 씨는 50대 중반에 스킬 스성 위암에 걸려 수술로 위를 전부 잘라냈다. 주치의는 나을 확률이 3만 명에 한 사람이라고 말했다. 즉 제로에 가깝다. 또 6개월이라는 남은 생애까지 선고 받았다. 그러나 천성이 지길 싫어하는 나카야마 씨는 단것을 딱 끊었다. 회사 경영도 그만두었다. '암에 질쏘냐!'라는 생각으로 현미를 잘 씹어 먹었다. 그러자 신기하게도 상태가 좋아졌고 6개월이 지나도 죽지 않았다. 1년, 2년, 결국 5년이 흘렀다. 위 검사를 한 의사가 소리 질렀다. 암이 사라진 것이다. 나카야마 씨는 지기 싫어하는 기질과 현미식으로 3만 명에 한 사람만 살아난다고 하는 절망적인 악성 암으로부터 살아서 돌아왔다.

마음, 음식, 운동개선으로 생존율 95퍼센트!

———

나카야마 씨는 어느 암 환자 모임에 나가 소스라치게 놀랐다. 모두 침울하게 암과 투병하는 괴로움을 토로하고 있었다. 그런 장례식 같은 분위기에 조바심을 내며, 나카야마 씨는 책상을 치며 벌떡 일어섰다.

"나를 보세요. 아나운서 이쓰미 씨와 같은 스킬스성 위암에서 살아서 돌아왔어요. 당신들의 소극적인 마음이 암을 기쁘게 하고 있어요!"라고 말문을 열었다. 그는 암 환자를 마음으로 돌보는 것이 중요하다는 걸 절실히 느끼고 환자들의 자치회인 '이즈미회'를 설립했다. 그로부터 19년이 지난 지금 '이즈미회'가 주장하는 일은 3가지다.

① 암은 낫는다고 생각해라.

② 현미채식으로 바꿔라.

③ 운동을 해라.

이 3가지 약속을 지키자, 10년간 약 800명 회원의 평균 생존율은 95퍼센트(나고야대학 의학부 조사)였다. 회원의 1/4은 초기 암이고, 3/4은 중기와 말기 암이다. 그런데도 이렇게 높은 생존율이라니 실로 놀랍다. 그들은 동년배의 건강한 사람보다 훨씬 오래 살고 있다. 나카야마 씨는 "마음과 식사와 운동을 개선하면 암과 함께 고혈압, 당뇨병, 심장병도 치료된다"고 크게 웃는다.

'병원에 가지 않아도' 낫는 자연요법

'이즈미회'의 회원은 예외 없이 대부분 병원과 인연을 끊었다. 왜냐하면, 병원에서는 유해무익한 항암제 투여, 방사선 치료, 수술을 되풀이하기 때문이다. "병원에서 항암제나 방사선으로 몹시 지친 상태로 모임을 찾아오시는 분도 있어요. 하지만 유감스러운 결과로 끝나고 있어요. 병원에 가지 않았으면 아직 나을 가능성이 있었는데……."

병원에 간 암 환자일수록 살아나지 못한다니 정말 얄궂다. 그래서 나카야마 회장은 "병원의 암 치료는 지옥행 고속열차다"라는 주장을 했다. 나는 "열차는 급행열차인가요?"라고 물었다. 나카야마 씨는

"맞습니다. 종점까지 내릴 수도 없어요"라고 웃는다. 종점에는 '관'이 기다리고 있다. 특히 항암제의 약물요법은 치료현장에서는 처참하기 짝이 없다. 나의 책《암으로 죽는다면 110번, 사랑하는 사람은 '살해당했다'(ガンで死んだら100番愛する人は "殺された")》를 한 번 읽어보길 바란다. 당신은 몸이 떨릴 정도의 큰 충격 입을 것이다.

현대의학에서는 이미 암의 3대 요법은 유해무익의 '살인요법'이라고 정의한다. 미국정부기관 OTA 리포트(1990년)에서도 무효성을 딱 잘라 말하고 있다. 미국 정부 리포트는 대체요법 쪽이 '암 치료에 유효'하다고 손 들어주고 있다. 그런데도 대부분의 암 전문의조차 이 리포트의 존재를 모르고 있다. 왜냐하면, 이렇게 진실을 경고하는 정보는 완전히 일본의 정부, 매스컴, 의학계가 은폐하여, 국민은커녕 의사의 눈에서도 봉인되었기 때문이다. 그리고 함구령이 내려져 의사와 환자 대부분은 무지의 암흑에 갇혀 오늘날에 이르렀다.

깨달으면 암이 천천히 사라진다
—

《암이 천천히 사라져 간다(ガンがゆっくり消えていく)》는 나카야마 씨의 최신 작품이다. 부제는 〈재발과 전이를 막는 17가지 전략〉이다. 그는 이렇게 말한다. "암 체질이 암을 만들기 때문에 체질 자체를 바꾸지 않는 한, 몸의 어느 부위에서 암이 나타나도 당연하다."

의사도 아닌 아마추어 암 체험자 쪽이 고명한 의학부 교수보다도 훨씬 암의 본질을 잘 파악하고 있다. 그는 거듭 타이른다.

"암은 자연히 낫는 병이다." "암은 생활습관병이기 때문에 식사의 개선, 마음의 개선, 운동, 냉증 방지로 악성 암, 말기 암도 극복할 수 있다." "생활양식을 바꾸고 자연치유력을 높여 암세포를 물리친다. 이 대책밖에 없다." 실로 이 책은 이즈미회 19년의 실적에 의한 암 재발방지의 집대성이다.

교훈으로 '쓸모없어진 사람, 쓸모없어지기 쉬운 사람'의 문제점도 예로 들고 있다.

'암을 숨기고 싶어 하는 사람/마이너스 사고를 하는 사람, 자기 중심형인 사람/언제나 무언가에 매달리는 사람/사고방식을 바꾸지 못하는 사람/싫은 이야기를 듣지 못하는 사람/남의 탓으로 하고 싶어 하는 사람/초조한 마음을 계속 가지는 사람/살아가는 희망을 잃고 만 사람.'

실로 자신의 암을 극복하고 많은 사람을 구해 온 나카야마 씨만의 함축성 있는 가르침이다.

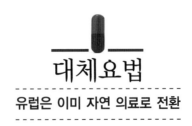

대체요법

유럽은 이미 자연 의료로 전환

탄압받은 전통요법의 복권을!

유럽 의료에는 일찍이 5가지 유파가 공존하고 있었다. 그러나 근
대의학의 확립이라는 명목으로 ⑤ 약물요법(Allopathy)만이 살아남
고, 나머지 ① 자연요법(Naturopathy), ② 정체요법(Osteopathy), ③
심리요법(Psychopathy), ④ 동종요법(Homeopathy)은 탄압받고 추방
당했다.

이 사실을 모르는 의학자가 너무 많다. 그들은 근대의학 이외에
다른 것은 미신이라고 지금까지도 굳게 믿고 있다. 그러나 그들이
믿는 약물요법의 참상은 지금까지 설명한 그대로다.

대체요법의 복권이란 탄압받은 ①~④의 전통의료 복권을 의미한다. 세계의 최신의료는 이미 이 방향으로 크게 전환하기 시작했다.

① 자연요법 : 식사요법, 허브(약초), 온천요법, 온열요법, 원예요법, 삼림욕 등 자연스러운 상태에 심신을 맡겨 병을 치유한다.
② 정체요법 : 신체의 뒤틀림을 고쳐서 병을 치료한다. 척추교정법(카이로프랙틱), 마사지, 침구, 지압, 요가, 운동요법 등
③ 심리요법 : 명상요법, 호흡요법, 웃음요법, 심리상담, 가라오케 · 가성요법, 이미지요법 등, 마음의 스트레스와 불안을 제거하고 면역력을 높인다.
④ 동종요법 : 이를테면 서양의 한방의료를 말한다. 자연치유력을 강화하기 위해 초근목석 등 미량의 독성을 가진 것을 시약으로 사용해서 100만 배로 희석하여 투여한다.

《병원에 가지 않고 고치는 암 요법》참조

음식, 몸, 마음, 치료야말로 의학의 원점

이런 요법들의 공통점은 모두 교감신경우위에서 부교감신경우위로 상태를 이끈다는 점이다.

그러면 불안, 긴장, 공포 등의 스트레스에서 심신이 해방되어 안심, 이완, 행복의 상태로 채워져 간다. 의학적으로 설명하면 분노의 호르몬과 아드레날린 분비를 억제하여, 쾌감 호르몬과 엔도르핀을

분비한다. 이것은 면역세포 림프구의 일종인 NK세포의 영양원이라고도 한다.

쾌감 호르몬이 증가하면서 면역세포가 증가하고 자연치유력이 향상된다. 이런 식으로 감염증, 암, 자가면역질환 등 모든 병이 치유된다.

대체요법은 병을 일부가 아닌 전체로 파악하고 있다. 약물요법은 병을 장기의 이상으로만 본다. 그래서 장기만을 보고 전신을 보려 하지 않는다. 나무만 보고 숲을 보지 못한다.

약물요법이 완전히 잘못된 요법이라는 것은 이미 어린 아이라도 알고 있다.

한편 ① 자연요법은 '음식', ② 정체요법은 '몸', ③ 심리요법은 '마음', ④ 동종요법은 '치유'를 기본으로 생각하고 있다.

그러나 19세기에 확립된 근대의학은 이것들을 완전히 무시하고 부정하며 오늘날에 이른다.

생각해 보길 바란다. 음식도 몸도 마음도 치료도 무시한 의학을 과연 의학이라고 부를 수 있을까? 절대 그렇지 않다. 그것은 갓난아기라도 알 수 있다.

근대의학은 성립된 시점부터 거짓이고 망령이었다. 그런 허망이 아직도 맥맥히 이어져 눈먼 거대 의료자본을 살찌게 하여 더욱 강대한 괴물로 성장하고 있다. 괴물의 먹이는 사람의 목숨과 돈이다. 지저분하게 널려진 엄청난 시체는 지평선 끝까지 산맥처럼 새까맣게 겹겹이 쌓여 이어져 있다. 이제 더 이상의 참극도 살육도 일절 용서하면 안 된다.

영기요법이 세계의 최신의료

유럽과 미국에서는 암 치료 분야에서 대체요법으로의 전환을 빠르게 진행하고 있다. 미국에서 암 사망자가 해마다 수천 명 단위로 줄고 있다. 그것은 그들이 백해무익의 3대 요법에서 해방되어 대체요법으로의 전환을 시작했기 때문이다.

암뿐만 아니라 고혈압, 당뇨병, 심장병 등도 마찬가지로 대체요법으로 눈부시게 좋아지는 것을 일반인도 이해하게 되었다.

그 한 예로써 '영기요법'의 보급을 들 수 있다. 이것은 소위 '데카자시요법'이다. 이 요법의 발상지는 무려 일본이다. 1921년 일본의 민간요법으로 시작된 것이 국외에 보급되어 바야흐로 세계적으로 유행하고 있다. '레이키(Reiki)'란 일본어의 '영기(靈起)'를 그대로 영어로 읽은 것이다. 그러나 일본의 대법원 판결을 보면 '데카자시요법'은 미신이며, 사기범죄라고 죄를 단정하고 있다.

'손 치료(hands on healing)'는 영국, 독일, 뉴질랜드 등 많은 선진국에서 의료의 한 분야로 확립되어 보험이 적용된다. 본가인 일본에서는 사기로 체포당하는데, 유럽과 미국에서는 의료보험 적용대상이다. 일본이 얼마나 세계의 새로운 의학의 흐름에서 뒤져있는지, 그들과 우리의 차이를 분명히 알 수 있는 에피소드다.

소식장수

이것이야말로 만병을 고치는 불로장수의 비법

평균량의 60퍼센트 정도만 먹는 식사 습관으로 2배 이상 살았다!

"복팔분(腹八分, 80퍼센트 정도만 먹는다-옮긴이)이면 의사가 필요 없다"는 속담이 있다. 과식을 경계한 말이다. 이 말 다음에 "복팔분 식사로 노화를 잊는다"는 말이 이어진다. 이 말의 실례를 앞서 설명한 대로 노령학의 연구 분야를 통해 실감했다.

• 사망률 반감 : 평균량의 70퍼센트 정도만 먹여 키운 원숭이 군을 15년간 관찰했더니, 사망률이 배불리 먹은 원숭이 군의 1/2 이하였다. (미국 국립위생연구소)

- 수명이 2배 이상 증가 : 배불리 먹은 쥐 군은 1년 이내에 전부 죽었지만 60퍼센트만 먹은 쥐 군은 전부 2년 이상 살았다. (규슈대학·남플로리다대학의 합동연구리포트)
- DNA가 젊어짐 : 소식으로 키운 쥐 실험에서 4주 동안 아홉 개의 DNA가 젊어지는 것을 관찰하였다. (캘리포니아대학)

이런 보고가 세계 각국에서 잇달아 나오고 있다. 그리고 바야흐로 항노화 분야에서는 '노화방지는 열량 제한이 최선'이라는 것이 상식이다. "평균량의 60퍼센트 식사로 수명 2배", "평균량의 70퍼센트 식사로 사망률이 반으로 준다"라는 것은 공복이야말로 생명력, 면역력을 향상시키는 원천이다. "평균량의 60퍼센트 식사로 노화를 잊는다"는 말은 진리다.

야생동물은 이점을 실천하고 있다. 이것을 깨닫지 못한 것은 인간뿐이다. 어느 쪽이 현명한지 비교하는 것도 부끄럽다. 이 표현도 사실은 올바른 표현은 아니다. 결국, 현대인은 '필요량'의 두 배나 먹고 있기 때문이다. 그래서 수명이 절반으로 줄어들고 있다. 그러나 진실을 명쾌하게 말해주는 영양학자는 전혀 없다. 식품업계로부터 거센 반발을 받을 것이 당연하기 때문이다.

"질릴 만큼 먹지 말라"- 예수 그리스도
—

열량 제한으로 왜 수명이 2배나 늘어날까? 최근 연구에서 열량 감소가 노화유전자의 작용을 멈추는 것을 확인했다. 영양흡수가 줄어들면 생명체는 살아남기 위해 노화유전자를 봉인한다. 그래서 젊음이 유지되어 2배나 오래 산다. 반대로 말하면, 과잉 영양섭취는 노화를 촉진한다. 단세포 생물에서 인간까지 모든 생명체에 해당하는 진리다. 흔히 "남들만큼 먹고 싶다"고 한다. 이것은 잘못된 생각이다. 남들만큼 먹으면 일찍 죽고 만다. 생리학적으로 말하면 인간의 수명은 약 125세라고 한다. 수명을 단축하는 것이 짓궂게도 인류가 창조한 음식문명이다. 먹는 기쁨은 늙어가는 슬픔을 수반하고 있었다.

"질릴 만큼 먹지 말라."

예수 그리스도 말은 이 점을 내포한 것이다.

야생동물의 사는 법을 본받자

"야생동물에게는 심장발작도 암도 없다." 이것은 《Natural Cures(자연 치유)》의 저자 케빈 트루도 씨의 지적이다. 이 책은 미국에서 판매 부수 900만 부를 돌파했는데, 책이 가진 충격적인 힘 때문에 다이너마이트 책이라고 부른다.

그가 지적하듯이 야생동물에게는 암도 심장병도 뇌졸중도 당뇨병도 우울증도 없다. 그 미스터리를 케빈은 "그것은 병원에 가지 않으니까"라고 시원스레 풀었다.

"야생동물은 의사에게 가지 않아도 성인이 된 후, 지금까지 산 세

월의 10배, 20배나 오래 산다. 침팬지나 고릴라가 좋은 예다."

그는 독자에게 이렇게 호소한다. "의사와 약과 패스트푸드를 지금 당장 끊어라!" 그는 강조한다. "인체에 최악의 독소는 의약품이다!"

야생동물은 약을 먹지 않기 때문에 건강하게 산다.

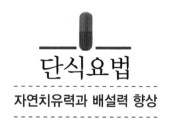

단식요법

자연치유력과 배설력 향상

먹지 않기 위한 궁리, 공복을 즐겨라

"단식은 만병을 치유하는 대단히 뛰어난 방법이다." 오키 요가의 오키 씨는 이렇게 딱 잘라 말한다. 단식은 영어로 '패스팅(fasting)'이다. 조식은 영어로 브레이크퍼스트(breakfast)다. 즉 '단식을 끝낸다'는 의미다. 밤에 자는 동안은 아무것도 먹지 않는다. 그러므로 조식은 단식을 끝내는 식사가 된다.

그러나 사람들은 환자에게 '먹어야만 건강해져'라며 억지로 먹이려고 한다. 야생동물과는 정반대다. 어느 쪽이 옳은지는 말할 필요도 없다. 오키 선생님은 "먹을 궁리가 아니라, 먹지 않을 궁리를 해라."

"공복을 즐겨라." "진짜 건강한 신체는 배가 고플수록 몸이 좋아지는 법이다"라고 가르쳐 주었다. 이것이 멋진 진리인 것을 나는 직접 체험을 통하여 절실히 깨달았다. 매일 세 끼 꼬박꼬박 챙겨 먹는 것은 사람뿐이라고 한다. 그래서 사람은 만물의 영장으로 축복받는다고 생각해왔다. 과연 그럴까?

"하루 두 끼는 자신을 위해, 나머지 한 끼는 의사를 위해" 약간 야유가 담긴 독일의 오랜 격언이다. 고대 그리스의 의성 히포크라테스는 '의식동원(醫食同源)', '만병일원(萬病一元)'이라는 생각을 했다. 그리고 식사로 낫지 않는 병은 의사도 고칠 수 없다며 식사요법의 중요성을 설명하고 있다.

"인간은 누구라도 자연스레 병을 고치는 자연치유력을 가지고 있으며, 그것을 높이는 것이 올바른 식사다."

현대병은 포식이 원흉

야생동물도 병에 걸리거나 상처를 입는 일은 있다. 그런 경우 그들은 어떻게 고칠까? '단식'으로 스스로 치료한다. 집에서 기르는 개나 고양이도 마찬가지다. 그들은 몸 상태가 좋지 않을 때는 일절 식사를 하지 않고, 어두운 곳에서 가만히 휴식을 취한다. 그런 식으로 순식간에 병이나 상처를 고친다. 또한, 곰의 겨울잠에서 알 수 있듯이 야생동물은 계절 사이클에 맞춰 정기적으로 '단식'을 하고 있다. 이때 소화기관은 온전히 쉬고 자연치유계가 최대한으로 작용한다.

자연계에서는 매일 손에 식량이 들어오지 않는다. 며칠이나 먹을 것이 없는 일도 흔하다. 그러므로 대자연(신)은 동물을 굶주림에 강하게 창조했다. 그러나 '매일 세 끼나 먹는' 동물(호모 사피엔스)의 출현은 신에게도 예상 밖이었음이 틀림없다. 인간도 동물의 일종이다. 굶주림에 강하지만 포식에는 약하다.

현대병은 대부분 포식이 원흉이다. 비만, 심장병, 뇌졸중, 고혈압, 당뇨병, 암, 아토피 등 예를 들면 끝이 없다. 야생동물에게는 이러한 병은 전혀 존재하지 않는다. 그들은 생명에 필요한 양 이상은 먹지 않기 때문이다.

치유력과 배설력이 향상된다

소식으로 건강과 장수를 유지한다. 그러므로 '단식'에 치료 효과가 있는 것도 당연하다. 어느 전문 책에 따르면 세 끼 꼬박꼬박 먹으면 소화흡수 에너지는 42.195km를 달리는 것보다 많다고 한다. 소화와 흡수는 많은 에너지를 소모한다. 단식하면 그 에너지가 모두 '치료'와 '배설'로 간다. 단식을 하면 면역력은 몇 배, 몇십 배로 뛰어오른다.

또한, 약 60조 개의 세포 내에 쌓인 독소를 세포에서 몸 밖으로 배출한다. 이 독소 배출로 깨끗해진 세포는 젊어진다. 이런 식으로 자연치유력은 더욱 향상된다. 단식은 인체에 갖추어진 치유력을 최대한으로 끌어내는 가장 뛰어난 묘책이다.

중증 당뇨병 환자 15명이 전원 완치!

———

단식의 탁월한 효과의 한 예를 들면, 내 친구인 K의사는 단식요법으로 15명의 당뇨병 환자를 전원 완치시켰다. 모두 인슐린 의존형의 중증 당뇨병이었지만, 인슐린 주사가 없어도 생활할 수 있을 정도로 회복하였다.

현대의학에서는 병 치료에 반드시 의약품을 투여한다. 그에 비해 K의사는 단식요법을 채택했다. 당뇨병은 포식, 과식 때문에 생긴다. 음식을 끊으면 회복할 수 있다. 이 경과를 논문으로 작성해 지도교수에게 제출했더니 호되게 꾸중을 들었다고 한다.

"K군, 당뇨병은 옛날부터 낫지 않는다고 정해져 있는데, 자네는 '나았다'고 하다니 어떻게 이런 엉터리를 쓰는 건가!" 대학의학부에는 이토록 구제 불능인 바보 교수가 널려 있다.

전문가의 관리와 지도 아래 실행할 것

———

"단식은 최상의 묘책인 만큼, 자기식으로 하면 안 된다."(오키 씨) 경험 있는 지도자 밑에서 실행하는 것이 철칙이다. 인간은 물만으로도 1개월 정도는 충분히 살 수 있다. 그러나 조난당해 굶어 죽었다는 말도 종종 듣는다. 이것은 먹어야 한다는 강박관념에 의한 스트레스로 혼란에 빠져 사망에 이른 것이다. 요가 도장에서도 단식 중에 수행자가 정신적으로 불안해지면 바로 중단한다. 단식에는 물만 먹는 완전 단식, 녹즙을 먹는 단식 등 다양한 패턴이 있다. 단식을 시작하면 며칠 사이에 호전반응으로 발열, 구토, 권태감 등의 불쾌증상이 나타난다. 이것은 단식의 효과이므로 걱정할 필요는 없다.

단식요법 중에서 가장 주의해야 할 것은 단식기간이 아니라 회복기간이다. 세심한 주의가 필요하다. 회복기간은 단식기간의 2배가 원칙이다. 20일 단식했다면 회복에 40일 걸린다. 단식을 마치고, 처음에는 연한 미음 회복식을 먹는다. 급격히 식욕을 회복하여 굶주렸다는 생각에 배불리 먹으면 장폐색으로 사망하는 일도 있다. 그러므로 엄중한 관리와 지도가 반드시 필요하다.

진리는 우리 안에, 바로 곁에 있다
—

"난 단식 따위 도저히 무리야." 단념할 필요는 없다. 그런 사람에게는 반 단식을 권한다. 글자 그대로 절반 단식이다. 평소 식사의 50퍼센트 정도만 먹는 것으로 완전 단식에 비해 편하다. 나도 일주일간 반 단식을 체험했는데 몸이 정말로 좋아졌다. 이것도 힘든 사람은 쁘띠 단식부터 시작하면 어떨까? 다른 이름으로는 주말 단식이다. 예를 들면 주에 한 번, 정기적으로 식사를 거른다. 그것만으로도 몸의 배독효과, 치유효과는 놀랄 만큼 높아진다.

당신도 가벼운 쁘띠 단식으로 공복을 즐겨 보는 건 어떨까? 위장이 편안해지고, 몸이 가벼워지고 신기하게 마음이 평온해지는 것을 느낄 것이다. 그것이 대자연(신)이 부여해 준 정말로 건강한 심신의 상태다. 이런 식으로 하다 보면 건강하게 살아가는 것은 뜻밖에 간단하다는 것을 알게 된다. 이 심신을 살려 주는 우주의 섭리에 따라 살아가면 된다. 그러기 위해서는 스스로 '내 안의 작은 목소리'에 귀를 기울여야 한다. 그리고 야생동물의 지혜를 본받자. 진리는 우리 안에 있고, 바로 곁에 있다.

후기

문명국의 식사는 형편없다

——

"선진국은 병 선진국이다." "치질, 맹장염, 대장암, 당뇨병, 담석, 선진국 국민이라면 누구라도 알고 있는 병이라고 한다. 그러나 이런 병은 미국에는 없다." 미국 상원 영양문제 특별위원회 리포트를 일본에 소개한 작고한 저널리스트 이마무라 고이치 씨의 한탄이다. 《지금의 식생활로는 요절한다(いまの食生活では早死にする)》

1977년 발표된 이 리포트는 약 5,000페이지에 달해 역사상 유례가 없는 '영양과 건강'에 관한 보고로서 유명하다. 진두지휘를 한 민주당 맥가번 상원의원의 이름을 따서 일반적으로 '맥가번 보고'(M보고)라고 부른다.

"문명국의 식사는 잘못됐다!"라는 것이 리포트의 결론이었다.

"우리는 완전히 바보였다. 아무것도 보지 못했다!"

위원회 구성원의 한 사람인 케네디 의원은 비통한 말을 쏟아냈다. 리포트는 후회와 한탄의 말로 가득하다.

"선진국의 식사는 아주 부자연스럽고 형편없는 식사가 되어버렸다. 그 사실을 누구 하나 깨닫지 못했다."

"게다가 이런 내용의 식사가 선진국에 많은 암과 심장병과 당뇨병을 낳고 있었다."

"우리는 즉각 식사를 개선해야 한다."

풍요로운 식사가 만병의 근원

잘못된 식사란 고열량, 고단백질, 고설탕, 고정백의 '5고' 식품이다. 이런 식사가 문명적이고 풍요로운 식사라고 누구나가 굳게 믿고 있었는데 '근본적으로 잘못됐다'고 미국 정부 상원이 공식적으로 인정한 것이다. 이 리포트의 최종 결론은 간단하다.

"미국인은 먹는 양을 절반으로 줄여라. 그러면 암, 심장병, 뇌졸중과 생활습관병이 급격히 감소할 것이다."

이 보고를 따랐다면 미국인은 날씬하고 행복해질 수 있었다. 그러나 그렇게 되지 않았다. 맥가번 보고에 미국 식품산업 전체가 몹시 분노했다. 먹는 양을 절반으로 줄인다는 것은 그들의 매상이 절반으로 줄어드는 것을 의미했기 때문이다. 의료산업도 몹시 흥분했다. 환자의 급격한 감소는 그들의 이익이 갑자기 줄어드는 것을 의미하기 때문이다. 미국 매스컴도 적으로 돌아섰다. 식품·의료산업의 불이익은 중요한 후원자의 불이익이다.

그들은 반 맥가번 캠페인을 대대적으로 전개했다. 그리고 민주당의 유력한 대통령 후보였던 맥가번 의원은 정치생명이 끊겼다. 오로지 미국인의 건강을 바란 유능한 정치가는 그것을 바라지 않는 이권세력에 의해 짓눌린 것이다. 그것은 일본도 마찬가지다. 일본의 정부도 매스컴도 맥가번 보고를 완전 무시했다. 그래서 이 책을 통해 처음 듣는 사람이 대부분일 것이다.

매장된 '제2의 M보고'

그 후, 미국과 중국이 공동으로 중국인, 유럽인, 미국인의 '식사와 건강'에 관한 대대적인 연구를 하였다. 이것은 '차이나 프로젝트'라고 불렸다. '차이나 연구'도 짓눌려, 같은 쓰라림을 겪고 있다. 이 보고서에는 미국 남성의 심장마비 사망률은 중국인의 17배, 여성의 유방암 사망은 5배 등등의 충격적인 사실이 기록되어 있었다. 더욱이 '동물 단백질이야말로 사상 최악의 발암물질'이라는 놀라운 내용에 식품업계가 거세게 반발하여 탄압해서 어둠에 매장했다.

"동물 단백질은 식물 단백질보다 8배나 암을 유발한다"는 충격적인 사실을 입증하고 있었다! 《The China Study(차이나 연구)》 T. Colin Campbell 외

약물 장기투여에 길든 인류

우리는 현대 인류병의 근원을 알 수 있었다. 그것은 바로 잘못된 의료와 식사다. 그것은 왜 잘못된 것일까? 지구를 지배하는 거대 의료회사와 식량회사가 완벽하게 우리를 관리했기 때문이다. 간단히 말하면 인류는 잘못된 의료로 약물을 장기투여하고 잘못된 식품으로 길들여졌다. 이런 점이 명확히 밝혀지지 않았던 이유는 세계 각국 정부나 대중매체까지도 그들이 완전히 지배해 왔기 때문이다. 현대 지구상에 진짜 정보나 보도의 자유는 존재하지 않는다. 인류는 '조작된 정보라는 이름의 울타리에서 길러지는 가축'이다. 나는 이 지배구조를 정보제국주의라고 부른다.

그러므로 이 책을 읽은 당신은 굉장히 충격을 받으며 페이지를 넘겼을 것이다. 마찬가지로 '맥가번 보고'와 '차이나 연구'에 당신은 경악했을 것이다. 탄압과 은폐의 어둠에서 두 가지의 결정적인 리포트는 되살아났다. 이 책은 이들과 같은 입장에서 약물 장기투여를 고발한다.

4명 중 3명이 의료 때문에 불안을 느낀다

이미 일본 국민 4명 중 3명이 "의료에 불안을 느낀다"고 대답한다. 〈후생백서〉 2004

의료기관이나 의사에 불안을 느끼는 일이 자주 있다(15.6퍼센트),

가끔 있다(57.7퍼센트) 둘을 합치면 거의 4명 중에 3명(73.3퍼센트) 꼴이다. 사신교의 제단에 바쳐지는 '산 제물'인 환자도 바보는 아니다. 본능적으로 불안과 공포를 느낀다.

불안의 원인으로는 의료종사자와 충분한 소통을 취할 수 없다 (60.1퍼센트), 의사나 간호사의 기술이 미숙해 보인다(45.0퍼센트), 의사의 태도가 고압적이다(36.4퍼센트) 등이 있다. 그들은 환자에게 독을 약이라고 속이고 투여하여 막대한 수익을 올리고 있다. 진정한 의사소통을 취할 수 없다. 당신은 이 책을 통해 확신했을 것이다.

음식이 바로 의사이고 약이다

당신의 병을 고치는 것은 약도 병원도 의사도 아니다. 그것은 올바른 음식과 마음과 몸이다. 우선은 올바른 식사를 하길 바란다. "음식으로 고치지 못하는 병은 의사도 고치지 못한다." 이것은 고대 그리스의 의성 히포크라테스의 말씀이다. 음식을 바로잡으면 마음도 몸도 저절로 안정된다.

그럼, 올바른 식사란 도대체 무엇일까? 그것은 '맥가번 보고', '차이나 연구'를 통해서도 명백히 밝혀진 채식이다. 더 나아가 전 세계적인 식량위기도 환경위기도 피할 수 있다. 채식은 당신의 인생을 구함과 동시에 인류와 지구의 미래를 구하는 길이다. 이 책이 당신에게 있어 자그마한 이정표가 되면 기쁠 것이다.

이 책은 아보 도오루 교수의 명저 《약을 끊으면 병이 낫는다》를 골자로 하고 있다. 아보 선생은 내가 가장 존경하는 의사다. 감수 부탁에도 "전면적으로 협력하겠습니다"라는 답변을 받았다. 기쁨이 몸 구석구석까지 스며들었다. 선생의 따뜻한 마음이 담긴 '추천의 말'에 깊이 감사드린다. 또한, 이 책의 출판을 위해 노력해주신 혼마 하지메 씨에게 깊이 감사드린다.

나구리 강 계곡의 눈 녹은 시냇물 소리를 들으면서, 후나세 슌스케

한 권으로 읽는 상식&비상식 시리즈

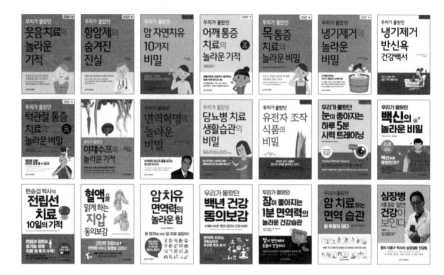

음식 & 약초 & 지압 & 질병 치료

eBook 구매 가능   eBook 구매 가능

사람이 병에 걸리는 단 2가지 원인
아보 도오루 지음 | 기준성 감수 | 박포 옮김 | 12,900원

정지천 교수의 **약이 되는 음식 상식사전**
정지천 지음 | 16,000원

내 몸을 살리는 **약재 동의보감**
정지천 지음 | 16,000원

eBook 구매 가능

치매 고칠 수 있다 [최신 개정증보판]
양기화 지음 | 16,500원

치매 걱정 없이 100세 살기
양기화 지음 | 17,000원

병에 걸리지 않는 **생활습관병 건강백서**
남재현 지음 | 15,000원

이것이 침향이다 [최신 개정판]
김영섭 지음 | 올컬러 | 19,000원

누구나 쉽게 할 수 있는 **약초 약재 300 동의보감**
엄용태 글 · 사진 | 정구영 감수 | 올컬러 | 39,000원

혈액을 깨끗이 해주는 식품 도감
구라사와 다다히로 외 지음 | 이준 · 타카자와 야요이 옮김
18,000원

eBook 구매 가능

만병을 낫게 하는 **산야초 효소 민간요법**
정구영 글 · 사진 | 올컬러 | 43,000원

한국의 산야초 민간요법
정구영 글 · 사진 | 올컬러 | 23,000원

약초에서 건강을 만나다
정구영 글 · 사진 | 유승원 박사 추천 | 올컬러 | 19,800원

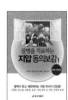

질병을 치료하는 **지압 동의보감 1, 2**
세리자와 가츠스케 지음 | 김창환 · 김용석 편역
1권 18,000원, 2권 18,000원

하루 3분 기적의 지압 마사지
다케노우치 미쓰시 지음 | 신재용 감수 | 김하경 옮김
올컬러 | 18,000원

중앙생활사 Joongang Life Publishing Co.
중앙경제평론사│중앙에듀북스 Joongang Economy Publishing Co./Joongang Edubooks Publishing Co.

중앙생활사는 건강한 생활, 행복한 삶을 일군다는 신념 아래 설립된 건강 · 실용서 전문 출판사로서 치열한 생존경쟁에 심신이 지친 현대인에게 건강과 생활의 지혜를 주는 책을 발간하고 있습니다.

약, 먹으면 안 된다 〈최신 개정판〉

초판 1쇄 발행 | 2013년 4월 23일
초판 12쇄 발행 | 2021년 1월 15일
개정초판 1쇄 인쇄 | 2022년 7월 20일
개정초판 1쇄 발행 | 2022년 7월 25일

지은이 | 후나세 슌스케(船瀬俊介)
옮긴이 | 강봉수(BongSoo Kang)
펴낸이 | 최점옥(JeomOg Choi)
펴낸곳 | 중앙생활사(Joongang Life Publishing Co.)

대   표 | 김용주
편   집 | 한옥수 · 백재운 · 용한솔
디자인 | 박근영
인터넷 | 김회승

출력 | 삼신문화 종이 | 에이엔페이퍼 인쇄 | 삼신문화 제본 | 은정제책사

잘못된 책은 구입한 서점에서 교환해드립니다.
가격은 표지 뒷면에 있습니다.

ISBN 978-89-6141-296-4(03510)

등록 | 1999년 1월 16일 제2-2730호
주소 | ㉾ 04590 서울시 중구 다산로20길 5(신당4동 340-128) 중앙빌딩
전화 | (02)2253-4463(代) 팩스 | (02)2253-7988
홈페이지 | www.japub.co.kr 블로그 | http://blog.naver.com/japub
네이버 스마트스토어 | https://smartstore.naver.com/jaub 이메일 | japub@naver.com
♣ 중앙생활사는 중앙경제평론사 · 중앙에듀북스와 자매회사입니다.

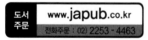

도서
주문
www.japub.co.kr
전화주문 : 02) 2253 - 4463

중앙생활사/중앙경제평론사/중앙에듀북스에서는 여러분의 소중한 원고를 기다리고 있습니다. 원고 투고는 이메일을 이용해주세요. 최선을 다해 독자들에게 사랑받는 양서로 만들어드리겠습니다. **이메일** | japub@naver.com